Michael Elies

Husten – Naturheilkundliche Selbsthilfe

Was tun bei ...

Husten

Naturheilkundliche Selbsthilfe

Michael Elies

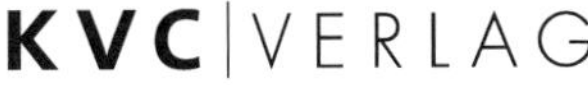

KVC Verlag | NATUR UND MEDIZIN e. V.
Am Deimelsberg 36, 45276 Essen
Tel.: (0201) 56305 70, Fax: (0201) 56305 60
www.kvc-verlag.de

Elies, Michael
Husten – Naturheilkundliche Selbsthilfe

Wichtiger Hinweis: Jede Dosierung oder Applikation erfolgt auf eigene Gefahr des Benutzers. Geschützte Warennamen (Warenzeichen) werden nicht besonders kenntlich gemacht.

ISBN 978-3-96562-039-1

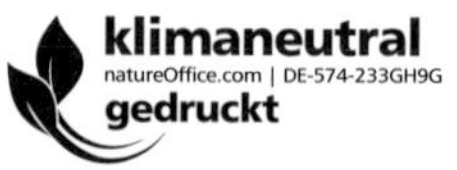

Umschlaggestaltung: eye-d Designbüro, Essen
Druck: Union Betriebs-GmbH, Rheinbach

Inhalt

Einleitung

„Röchelverzeichnis" nennt man in der Konzertwelt die unendlich lange Liste von Hustenvariationen, die in Klassikkonzerten so gefürchtet sind.[1] So amüsant es klingen mag, so interessant ist doch die Frage, warum Menschen in Konzerten – und nicht nur da – husten.

Husten ist sowohl ein Reflex (also nicht steuerbar) als auch bewusst auslösbar. Manchmal ist das Husten eine lebensrettende Maßnahme des Körpers (z. B. beim Verschlucken), mitunter eher eine Verhaltensauffälligkeit (wie dies im Fall der Klassikkonzerte zu sein scheint). Die Bandbreite auslösender Faktoren für Husten ist groß, sie reicht von HNO- und internistischen Erkrankungen über Arzneimittel bis zu trockener Raumluft oder langem Sprechen, das Hals und Stimme strapaziert.

In jedem Fall zehrt anhaltender Husten an den Nerven des Hustenden selbst sowie der Umgebung und hat eine Aufmerksamkeit fordernde Komponente, die nicht so einfach ignoriert wer-

---

[1] Der Begriff ist eine Verballhornung des „Köchelverzeichnisses" – das von Ludwig von Köchel erstellte Verzeichnis der Werke Mozarts.

den kann. Um diesen Husten geht es vorrangig im folgenden Text.
Im Krankheitsfall ist Husten vor allem Begleitsymptom einer (akuten) Atemwegserkrankung. Ob Erkältung, Grippe, Halsentzündung, Nasennebenhöhlenentzündung, Bronchitis oder Lungenentzündung, so gut wie alle haben Husten im Gefolge, der oft auch nach Abklingen der eigentlichen Krankheitssymptome hartnäckig bestehen bleibt und äußerst lästig sein kann.
Tatsächlich gaben die Deutschen im Jahr 2017 mit rund 389 Millionen Euro sehr viel Geld für Hustenmittel aus, darunter pflanzliche Hustenmittel im Wert von 186 Millionen Euro.[2] In diesem Zusammenhang ist eine wissenschaftliche Untersuchung bemerkenswert, nach welcher der zeitige Einsatz pflanzlicher Arzneimittel im Krankheitsverlauf sowohl die Dauer (Krankheitstage) akuter Atemwegsinfektionen verkürzt als auch den Bedarf an Antibiotika senkt.[3]

> Die Botschaft lautet: Bei Husten sollte man frühzeitig etwas tun, um eine Verschlimmerung zu verhindern!

---

2 IMS Consumer Report Apotheke, www.iqvia.de 2018

3 Kostev, Kap 2019

Die Naturheilkunde bietet dazu neben Heilpflanzen reichlich weitere Ansätze und Hilfen, die in diesem Buch vorgestellt werden. Das sind Hausmittel wie der Honigzwiebelhustensaft ebenso wie Akupressurtechniken zur Linderung des Hustenreizes. Allen Anwendungen ist gemeinsam:

- Es handelt sich um Selbsthilfetechniken.
- Sie sind schnell durchführbar.
- Sie sind ärztlich geprüft und in der Praxis bewährt (sozusagen „narrensicher“).

* * *

Husten ist ein sehr komplexes Thema, und daher werde ich auf manche Aspekte und Strategien ausführlicher eingehen. Sehen Sie es als kleine naturheilkundliche Weiterbildung. Wenn es Ihnen zu weit geht, können Sie auch direkt in den zweiten Teil springen, wo es zahlreiche nachvollziehbare Rezepte und praktische Anwendungen zum Ausprobieren gibt.

Achtung! Bitte beachten Sie immer die Grenzen der Selbsthilfe, und fragen Sie lieber zu früh als zu spät den Fachmann/ die Fachfrau um Rat.

Das Atemsystem

Atmen dient in erster Linie dazu, Sauerstoff aufzunehmen (Einatmung) und Kohlendioxid sowie andere flüchtige Abbauprodukte des Stoffwechsels abzugeben (Ausatmung). Atmen ist lebenswichtig und sehr eng mit fast allen Vitalfunktionen verbunden. Ohne Sauerstoff ist kein menschliches Leben möglich.
Dafür ist es wichtig, dass die äußere Atmung und die innere Atmung möglichst reibungslos funktionieren. Als äußere Atmung wird der Weg des Atems durch die Nase oder den Mund bis zum Blutkreislauf in der Lunge bezeichnet. Die innere Atmung ist der Übertritt von Sauerstoff aus dem Blutkreislauf in die Körperzellen und deren Stoffwechselprozesse. Die innere Atmung wird auch Zellatmung genannt.

Die Atemwege

Wir können durch die Nase und/ oder den Mund einatmen (und ausatmen). In der Nase strömt die Luft durch je drei Nasengänge pro Seite über die Nasennebenhöhlen und den Rachen in die unteren Atemwege und wird auf dem Weg gesäubert (quasi gefiltert), angewärmt und befeuchtet.

Bei der Mundatmung bleibt die Luft kälter und ungefiltert. Da kalte Luft und Staub häufige Auslöser von Husten sind, sollte die Nasen-(Ein-)Atmung trainiert werden.

Einfache Übung für das Training der Nasenatmung

Stellen Sie sich bei geschlossenem Mund vor, wie Sie durch das eine Nasenloch (z. B. rechts) einatmen und durch das andere (z. B. links) ausatmen. Atmen Sie dabei ruhig und spüren Ihrem Atem auf seinem Weg nach. Wechseln Sie nun (wieder in der Vorstellung) das Einatem-Nasenloch und atmen Sie wieder ruhig ein (links) und durch das andere Nasenloch (rechts) wieder aus. Wiederholen Sie diesen Durchgang insgesamt fünf Mal. Besonders effektiv ist diese Übung an der frischen Luft, z. B. beim Warten auf den Bus. Wenn Sie sich auf die Einatmung konzentrieren, hat das einen leistungsfördernden Effekt, zum „Runterkommen“ ist es hilfreich, sich auf die Ausatmung zu konzentrieren.

Hinter der Nase liegt mit dem Rachendach der oberste Teil des Rachens, in dem weiter unten, auf Höhe der Mundhöhle, die durch Mund und Nase eingeatmeten Luftströme zusammenfließen. Auf dem Weg bis zum Kehlkopf gesellen sich auch Speisen und Getränke dazu.

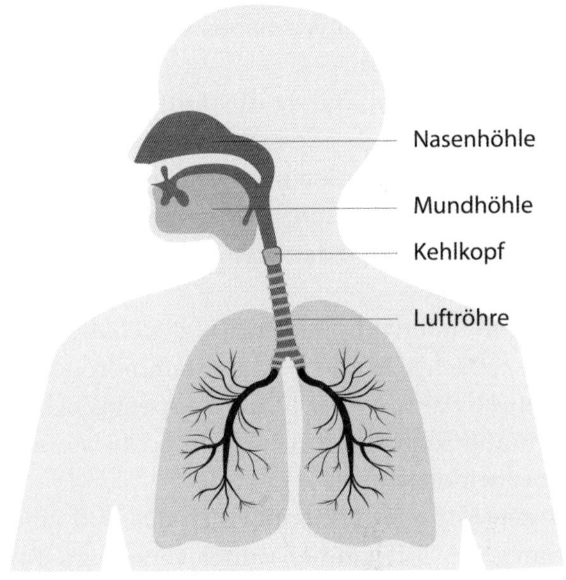

Die Atemwege

Oberhalb des Kehlkopfes trennen sich die Wege von Luft und Nahrungsmitteln wieder: Die Luft strömt durch die vorne gelegene Luftröhre in die

Bronchien, Speisebrei und Flüssigkeiten gleiten durch die dahinter befindliche Speiseröhre in den Magen. Damit dies problemlos funktioniert, verschließt der Kehldeckel beim Schlucken die Luftröhre. Wenn das nicht klappt, landet der Bissen in der Luftröhre: Wir haben uns verschluckt und müssen husten.

Der Atem strömt durch die Luftröhre weiter Richtung Brustkorb. Die Luftröhre hat etwa den Durchmesser eines kleinen Fingers und wird von zahlreichen, hufeisenförmigen Knorpelspangen gehalten, so dass der Atem ungehindert fließen kann.

An ihrem unteren Ende verzweigt sich die Luftröhre zunächst in die beiden Stammbronchien und diese dann weiter in die Lappenbronchien und in die Segmentbronchien. Es schließen sich die Bronchiolen an.

Auf den Kopf gestellt ergibt sich das Bild eines Baumes, der sich immer weiter verzweigt. Tatsächlich spricht man auch vom „Bronchialbaum". Die Bronchiolen sind im Bild des Baumes mit jungen Zweigen vergleichbar, ohne starre Rinde, nur von Muskulatur gehalten, mit einem Durchmesser von einem Millimeter.

Bei Asthma bronchiale kommt es genau da, wo es keinen stabilisierenden Knorpel mehr gibt, zu Verkrampfungen. Luftnot ist die Folge. Auch die COPD (chronic obstructive pulmonary disease = chronisch obstruktive Lungenkrankheit), die zweite bedeutsame chronische Lungenkrankheit, spielt sich in diesem Bereich ab: Hier führt die zunehmende Verdickung der Schleimhaut durch wiederkehrende Entzündungen, hauptsächlich bei Rauchern, zur Luftnot.

Um die Bronchiolen sind traubenförmig die Lungenbläschen (Alveolen) angeordnet. In ihnen findet der Austausch von Sauerstoff und Kohlendioxid per Diffusion statt. Dazu sind die Alveolen von feinen Blutgefäßen (Kapillaren) umsponnen, der Sauerstoff aus der Einatemluft bindet sich an den roten Blutfarbstoff (Hämoglobin) der hier fließenden roten Blutkörperchen (Erythrozyten). Kohlendioxid und andere gasförmige Stoffwechselprodukte strömen gleichzeitig aus dem Blut in die Alveolen und reichern sich damit in der Ausatemluft an.

Die Austausch-Oberfläche kann beim Erwachsenen mit ca. 300 Millionen Alveolen bis zu 100 Quadratmeter betragen und erreicht damit fast die Größe eines Beachvolleyball-Feldes.

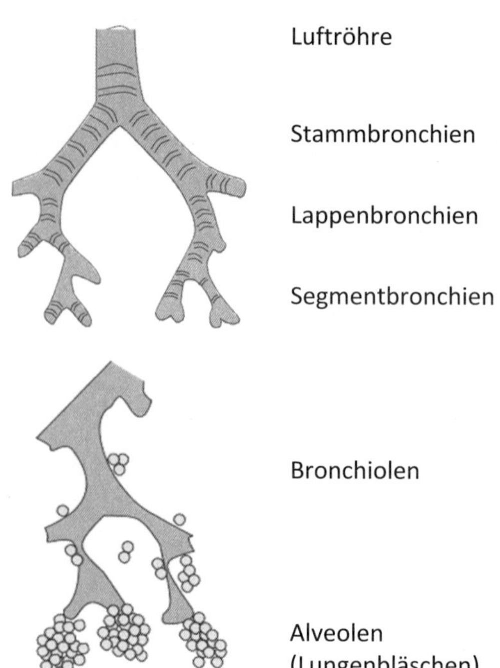

Die unteren Atemwege

Belüftung und Durchblutung der Alveolen beeinflussen sich wechselseitig. Das heißt: Bei einer Minderbelüftung wird auch die Durchblutung der Alveolen heruntergeregelt. Geht dann noch die Elastizität der Alveolen verloren, kommt es zur Überblähung (Emphysem) oder zur Aussackung von Lungenbläschen (Bronchiektasen). In der Folge kommt es in den dann weniger belüfteten und durchbluteten Regionen zu Entzündungen. Die beim Husten auftretenden physikalischen Kräfte können an diesen Stellen mitunter zu Rissen im Lungengewebe führen, es entsteht ein Pneumothorax.

Die Schleimhaut der Atemwege

Die Atemwege sind bis auf Rachen, Kehldeckel und Stimmbänder mit einer speziell aufgebauten Schleimhaut ausgekleidet. Das Besondere an dieser Schleimhaut sind die Flimmerhärchen (Zilien), die wie kleine Bürstchen wirken und sich wellenartig rhythmisch (bis zu 1000-mal in der Minute) bewegen. Daneben gibt es (nach ihrer im Mikroskop becherartigen Form benannte) Becherzellen. Diese bilden Schleim, der normalerweise wässrig ist und die Schleimhäute der Atemwege schützend benetzt.

Der Schleim bindet Schmutzpartikel vom Hausstaub über Pollen bis zu Industriestaub, auch Bakterien, Viren und Pilzsporen sowie abgestorbene Körperzellen, die z. B. im Rahmen von Entzündungen entstehen.

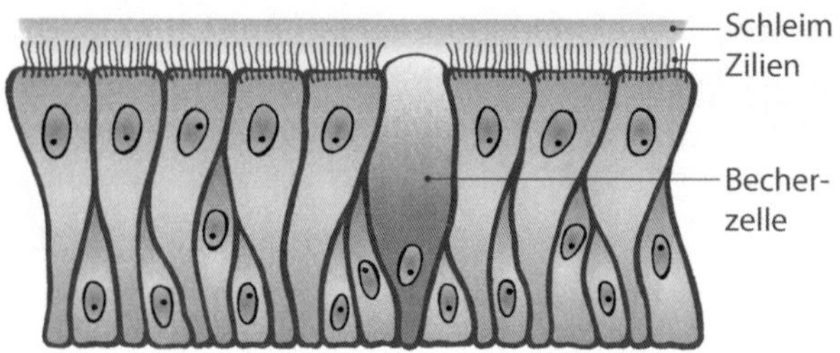

Aufbau der Schleimhaut

Die Flimmerhärchen bewegen den Schleim samt den gefilterten Teilchen sanft, aber nachdrücklich (in der Luftröhre mit einer Geschwindigkeit von ca. 1 cm pro Minute) in Richtung Rachen, wo der Schleim in der Regel unbemerkt heruntergeschluckt, bei größerer Menge aber mit einem Hustenstoß ausgehustet wird oder den Körper durch die Nase beim Niesen verlässt. Die wichtigste Aufgabe der Atemwegsschleimhaut ist also, die Atemwege zu schützen und sauber zu halten.

Jeder Hustenstoß und jedes Niesen sind ein Zeichen dafür, dass der Körper gerade aktiv einem vermehrten Reinigungsbedarf nachkommt.

Die Atemmuskulatur

Für die Atmung benötigen wir spezielle Muskeln: das Zwerchfell, die Zwischenrippenmuskeln sowie bestimmte Hals-, Bauch- und Rückenmuskeln (als Atemhilfsmuskulatur zusammengefasst). Das Zwerchfell, der wichtigste Atemmuskel, ist beim Erwachsenen bis zu 5 mm dick. Es trennt den oberen Bereich des Rumpfes – die Brusthöhle mit Herz und Lunge – von der Bauchhöhle mit den Verdauungsorganen. Das Zwerchfell ist seitlich und vorne an den untersten Rippen befestigt, hinten an den oberen Lendenwirbeln, und ragt wie eine Kuppel in den Brustraum. Bei der Einatmung zieht es sich zusammen, wird dabei flacher und senkt sich, bei ruhiger Atmung 1–2 cm, bei tiefer Atmung bis zu 10 cm.

Durch die Anspannung der Zwischenrippenmuskulatur dehnen sich die Rippen nach außen und heben den Brustkorb nach oben. Ein Unterdruck entsteht, die Luft strömt in die Lunge ein. Beim Ausatmen wölbt sich das Zwerchfell wieder nach oben, der Brustkorb senkt sich, die Luft wird aus dem Brustkorb gedrückt.

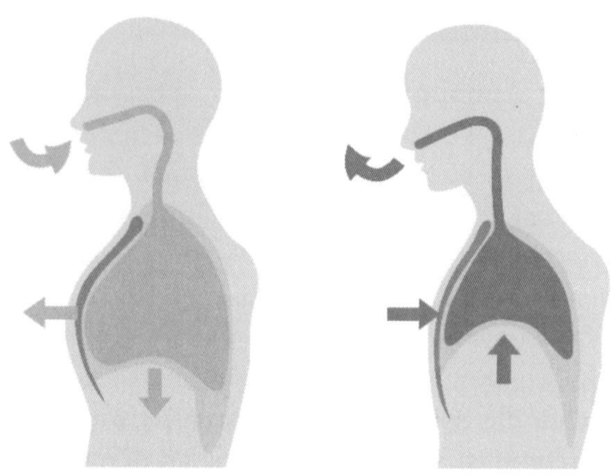

Bewegung des Zwerchfells beim Einatmen (links) und beim Ausatmen (rechts)

Aufgrund der kuppelförmigen Ausgangsform des Zwerchfells ist die Ausatmung normalerweise ohne Anstrengung möglich. Bei Widerständen im Bronchialsystem, z. B. bei den oben beschriebenen obstruktiven Lungenerkrankungen COPD und Asthma oder bei einer Lungenfibrose (Verhärtung des Lungenbindegewebes), der häufigsten restriktiven Lungenerkrankung, ist die Ausatmung erschwert. Die Grundspannung in den Atemwegen steigt. Dies hat Auswirkungen auf den Schleimhautfilm und kann Anlass für Hustenattacken sein.

Einfache Atemübung zur Reduzierung der Spannung in den Atemwegen

Stellen Sie sich beim Einatmen vor, dass der Atem nicht von Mund und Nase, sondern von den Fußsohlen aus in den Körper strömt und beim Ausatmen den Körper wieder über die Fußsohlen verlässt.

Diese Übung kann gut mit anderen Atemtechniken bei Asthma und COPD (Kutschersitz, Torwarthaltung, Lippenbremse) kombiniert werden.

Husten

Husten ist zunächst eine sinnvolle Maßnahme des Körpers, um die Atemwege freizuhalten. Wir husten, wenn wir uns verschluckt haben, wenn also irgendetwas unsere Atemwege blockiert. Dies ist im Fall einer akuten Atemwegsinfektion vor allem der Schleim, der vermehrt produziert wird, um Krankheitserreger unschädlich zu machen und aus dem Körper zu befördern. Aber auch das Fehlen von Schleim oder reizende Stoffe in der Atemluft können Husten provozieren. Man kann willkürlich (absichtlich) husten, meist wird ein Hustenstoß allerdings unwillkürlich (durch einen Reflex) erfolgen.

Der Hustenreflex

Reflexe sind automatisch ablaufende Reaktionen zum Schutz und Erhalt des Körpers. Der Hustenreflex wird vom Zentralnervensystem koordiniert, genauer gesagt vom Hustenzentrum in der Medulla oblongata, einem Bereich des Hirnstammes. Ausgelöst wird der Hustenreflex durch Sinneszellen, sogenannte Rezeptoren, die mit sensiblen Nervenfasern verbunden sind. Die

Hustenrezeptoren befinden sich überall in den Atemwegen, aber auch im Spalt zwischen Lungen- und Rippenfell (Pleura), dem Herzbeutel (Perikard), dem Zwerchfell, der Speiseröhre (Ösophagus) und dem Magen, was noch therapeutisch bedeutsam werden wird.
Sie sprechen auf mechanische Reize bzw. Berührung (Fremdkörper), Druck (vermehrter Schleim), Kälte und chemische Irritationen wie Rauch, schädliche Gase, Entzündungsstoffe und (scharfe) Nahrungsmittel (z. B. Chili) – an.

> Die Nervenfasern, die die Reizung der Rezeptoren zum Hustenzentrum weiterleiten, gehören zum X. Hirnnerv, dem Nervus vagus. Er spielt eine wichtige Rolle im vegetativen Nervensystem, z. B. bei der Steuerung von Atmung, Verdauung und Herz-Kreislauf. Dies erklärt, warum man beim Husten ohnmächtig werden kann ebenso wie, dass man bei einer Berührung im Gehörgang husten muss, denn auch dort gibt es sensible Fasern des Vagus-Nervs.

Das Hustenzentrum in der Medulla oblongata hat einerseits Verbindungen zur Großhirnrinde (wir können daher sowohl bewusst husten als auch einen Hustenreiz unterdrücken – zumindest für eine gewisse Zeit), andererseits zu den

motorischen Nervenfasern, die die Atemwegsmuskulatur steuern. Durch Letztere wird dann der Hustenstoß bewirkt:
Das Zwerchfell senkt sich, es kommt zur Einatmung – nach physiologischen Untersuchungen müssen für ein effektives Husten beim Erwachsenen mindestens 1,5 Liter Luft in die Lunge einströmen. Die Stimmbänder legen sich aneinander, wodurch die Stimmritze am Kehlkopf verschlossen wird. Da keine Ausatmung möglich ist, entsteht im Brustkorb ein Überdruck von ca. 0,4 bar.
Durch plötzliche Öffnung der Stimmritze entweicht die Luft dann explosionsartig mit Spitzengeschwindigkeiten von mehreren 100 km/h (wobei ein solcher Hustenstoß sehr viel schneller abläuft, als Sie gebraucht haben, um die Beschreibung zu lesen).

Formen und Ursachen von Husten

Husten ist nicht gleich Husten. Er kann viele Ursachen und noch mehr Ausprägungen haben und ist weltweit das häufigste Symptom, das zu einem Arztbesuch führt.

Husten tritt akut, wiederkehrend oder chronisch auf, er ist trocken oder mit Auswurf einhergehend, die Geräuschpalette reicht von ächzend über bellend und krächzend bis zischend. Als produktiv bezeichnet man einen Husten, bei dem innerhalb von 24 Stunden mehr als 30 ml (ca. 2 Esslöffel) Sekret ausgeworfen wird (wobei eine solche Unterscheidung eher für wissenschaftliche Untersuchungen gedacht ist).
In den ärztlichen Leitlinien unterscheidet man akuten (bis zu zwei Wochen Dauer), subakuten (bis zu acht Wochen) und chronischen Husten (länger als acht Wochen). Diese Einteilung trägt dem üblichen Verlauf von Erkrankungen mit Husten Rechnung.

Achtung! Plötzlicher akuter Husten mit Angstgefühl, Schweißausbruch, Kreislaufkollaps, Herzschmerzen, Atemnot und/ oder schaumigem Auswurf muss sofort (not-)ärztlich behandelt werden **(Notfall!)**. Dahinter können das Verschlucken von Fremdkörpern (speziell bei Kindern), eine lebensbedrohliche Lungenembolie oder eine akute Herzerkrankung (Herzinfarkt, Herzschwäche) stecken.

Auch Husten mit hohem Fieber, blutigem Auswurf, zunehmender Atemnot in Ruhe und/oder bei Anstrengung, atemabhängigen Brustschmerzen, starkem Nachtschweiß und Gewichtsabnahme muss umgehend ärztlich abgeklärt werden.
Husten mit Heiserkeit ohne Infekt sowie anhaltender Husten ohne offensichtlichen Grund, speziell bei Rauchern, muss spätestens innerhalb eines Vierteljahres nach Auftreten abgeklärt sein, da es sich um Symptome einer Krebserkrankung oder einer Tuberkulose handeln kann.
Diese Symptome werden als **„red flags"** bezeichnet und schließen eine Selbsthilfe erst einmal aus!

Akuter Husten (< 2 Wochen)

Der akute Husten ohne starke Allgemeinbeschwerden und bis zu zwei Wochen Dauer ist zumeist Leitsymptom einer Atemwegserkrankung, die in der überwiegenden Mehrzahl der Fälle durch Viren verursacht wird (Erkältungsinfekt). Nach einer Infektion breiten sich die Viren zunächst in der Nase und im Rachen aus. Durch die damit verbundene Reizung der Schleimhäute und die folgende Entzündungsreaktion des Körpers (Pharyngitis) entsteht ein meist sehr lästiger Reizhusten. Wandern die

Viren weiter in Richtung Lunge, können sich die Bronchien entzünden. Man spricht dann von einer Bronchitis.
Aus dem zunächst trockenen Reizhusten wird im Krankheitsverlauf ein produktiver Husten: Die entzündeten Schleimhäute bilden vermehrt Schleim. Durch abgestorbene Zellen der körpereigenen Abwehr und deren Stoffwechselprodukte, die bei der Auseinandersetzung mit den eingedrungenen Erregern entstehen, wird der Schleim zähflüssiger und kann von den Flimmerhärchen nicht mehr selbständig nach außen transportiert werden. Durch das Husten versucht der Körper, den Schleim loszuwerden.
Der Vollständigkeit halber sei erwähnt, dass eine akute Atemwegserkrankung auch durch Bakterien oder Pilze ausgelöst werden kann. Daneben reizen Kontakt mit Schadstoffen oder allergisch wirkenden Substanzen akut zum Husten.

> Treten immer wieder derartige Hustenepisoden auf, z. B. bei Kindern oder im Rahmen von Infektanfälligkeit, spricht man von einem akut-rezidivierenden Husten. Hier ist aus naturheilkundlicher Sicht eine ärztlich durchgeführte Konstitutionstherapie angezeigt.

Subakuter Husten (2–8 Wochen)

Normalerweise überwindet die körpereigene Abwehr die eingedrungenen Erreger innerhalb von ein bis zwei Wochen, der Husten verschwindet. Setzt sich aber der Infekt im Bereich der Lunge fest, etwa bei einer Lungenentzündung (Pneumonie) oder Lungen-/Rippenfellentzündung (Pleuritis), dauert die Erholung und damit auch die Hustenbelastung länger. Lageabhängige Brustschmerzen und Hustenattacken sind häufig beobachtete Leitsymptome.
Auch in den Nebenhöhlen kann sich ein Atemwegsinfekt festsetzen (Sinusitis), nächtliche Hustenattacken mit einem ausgesprochenen Schluckzwang sind neben den bewegungsabhängigen Kopfschmerzen (Vorbeugen und Erschütterung verschlimmern) hinweisend. Bestimmte Erreger wie z. B. das Keuchhusten-Bakterium hinterlassen für eine längere Zeit eine Überempfindlichkeit der Atemwege mit hartnäckigen Hustenanfällen.

Chronischer Husten (> 8 Wochen)

Der Übergang vom subakuten zum chronischen Husten (etwa ab acht Wochen Dauer) ist zuweilen fließend. Nach einer akuten Atemwegserkrankung sind dafür nach meiner ärztlichen Erfahrung nicht selten Lymphstauungen im Kopf-Halsbereich verantwortlich. Sie geben sich häufig durch einen Räusperzwang zu erkennen, auch ein Fremdkörpergefühl im Kehlkopfbereich oder darunter bis zur Halsgrube ist typisch. Der Husten ist meistens trocken.

Chronischer Husten ist darüber hinaus ein Symptom vieler Erkrankungen, auch solcher, die eigentlich andere Organe (Herz, Magen) betreffen. Die folgende Aufzählung hat keinen Anspruch auf Vollständigkeit.

Chronische Lungenerkrankungen

- Chronische Bronchitis
- COPD (chronic obstructive pulmonary disease = chronisch obstruktive Lungenerkrankung)
- Asthma bronchiale
- Lungenemphysem (Lungenüberblähung)
- Bronchiektasen (Aussackungen von Lungenbläschen)
- Lungenfibrose (Lungenverhärtung)
- Pneumokoniose (Staublunge)

Weitere Erkrankungen
- Tumorerkrankungen (Lungenkarzinom, Pleuramesotheliom)
- Lungentuberkulose
- Herzerkrankungen: Herzschwäche, Herzklappenfehler
- Gastroösophagealer Reflux (Rückfluss von Magensäure in die Speiseröhre)
- Schilddrüsenerkrankungen

Medikamente
- ACE-Hemmer (Blutdruckmittel)
- Betablocker (Herz-Kreislaufmittel)
- Treib-/Hilfsstoffe von Asthmamitteln zur Inhalation
- Amiodaron (Herzmittel bei Herzrhythmusstörungen)
- Zytostatika (z. B. Methotrexat)

Allmorgendlicher Husten begleitet treu den starken Raucher, chronischer Husten kann sich auch als Nebenwirkung von Medikamenten einstellen. Da gestaltet sich die Ursachenfindung mitunter schwierig. Als Faustregel gilt: Je länger der Husten anhält, und je weniger eine auslösende Ursache erinnerlich ist, desto breiter muss die Diagnostik angelegt werden, um die Hustenproblematik zu klären. Hilfreich können dabei typische Hustenzeiten und der Auswurf (Sputum) sein, wie die folgende Tabelle zeigt.

Anlass	Auswurf und → mögliche Diagnose
morgens	weiß-glasig → (virale) Bronchitis gelb-grün → (bakterielle) Bronchitis grünlich, süßlich → Pseudomonas-Infektion gräulich → Pneumokoniose bräunlich, wenig → Rauchen
nachts	glasig, zäh → Asthma bronchiale wässrig → Herzinsuffizienz weiß-rötlich, schaumig → Lungenödem gefärbt → sinubronchiales Syndrom fehlend → gastroösophagealer Reflux
nach dem Essen	glasig, zäh → Lungenemphysem rostfarben → Pneumonie
Lage-wechsel	2-schichtig: eitrig, trüb-schleimig + übelriechend → Lungenabszess 3-schichtig: Eiter, Schleim, Schaum + sehr reichlich + übelriechend → Bronchiektasen rostfarben → Lungenentzündung
Belastung	glasig, zäh → Asthma bronchiale wässrig, wenig → Herzinsuffizienz kein Auswurf → Lungenfibrose

Naturheilkundliche Hustendiagnostik

Für die Selbsthilfe bei Husten ist die klinische Diagnose notwendig, da sie die Frage beantwortet, ob eine ärztliche Therapie (z. B. Antibiotika-Therapie bei frühem Stadium einer Keuchhusten-Erkrankung) erforderlich ist. Daraus folgt auch, in welchem Umfang Selbstbehandlung möglich ist und ob gegebenenfalls Gegenanzeigen beachtet werden müssen.
Welche Selbsthilfemaßnahme dann die erfolgversprechendste ist, ergibt sich aus der naturheilkundlichen Diagnostik. Diese analysiert die Empfindungen des Patienten und seine (körperlichen und geistigen) Reaktionen auf die Gesundheitsstörung über Kategoriensysteme, häufig aus Gegensatzpaaren (Polaritäten). Für den Husten bedeutsam sind die Polaritäten kalt-heiß und trocken-feucht.
Während trocken und feucht selbsterklärend sind, verlangt das Gegensatzpaar kalt-heiß nach weiteren Erläuterungen: Gemeint sind dabei sowohl der Hustenauslöser, also Kaltwerden oder heiße Kaminluft, als auch die Reaktionen des Körpers auf einen krankmachenden Reiz.

Anmerkung: Wärme und Hitze werden im folgenden Text synonym gebraucht. Die Zuordnung innerhalb der Kategorien, etwa der Ausscheidungen (Schnupfen, Auswurf, aber auch Urin) nach der Farbe, hell = kalt, gefärbt = Hitzereaktion, beruht auf Erfahrungswissen und erfolgt in den traditionellen europäischen und asiatischen Heilsystemen weitgehend übereinstimmend.

Kategorie	**Kälte**	**Wärme/Hitze**
Auslöser	Kaltwerden	Heiße Luft, Überhitzung
Gefühl	(Schüttel-) Frost, eher durstlos, Verlangen nach Warmem	Hitze, eher durstig, Verlangen nach Kaltem
Haut	blass, weiß, eher trocken	rot, bläulich, eher feucht
Absonderung (Schnupfen, Auswurf)	weißlich, hell, schleimig	gelb, gefärbt, blutig
Schleimhäute	blass, geschwollen	gerötet, rissig
Zunge	Blass, Belag weiß	Gerötet, Belag gelb, braun
Puls	langsam	beschleunigt
Urin	hell, vermehrt	dunkel, vermindert

Kombiniert man beide Gegensatzpaare, entsteht ein Koordinatensystem, in das sich auch die klinischen Diagnosen in ihrer individuellen Ausprägung einordnen lassen:

„kalt und trocken" beginnende Bronchitis **z. B. Asthma bronchiale**	**„kalt und feucht"** akute Bronchitis mit Auswurf **z. B. Erkältungshusten**
„heiß und trocken" hartnäckige Bronchitis **z. B. Keuchhustenanfall**	**„heiß und feucht"** akute Bronchitis mit Fieber und Auswurf **z. B. Pneumonie**

Der Erkältungshusten mit reichlich wässrigem Schnupfen ist leicht als „kalt und feucht" zu erkennen, die verschiedenen Stadien einer akuten Bronchitis als einer der häufigsten akuten Atemwegserkrankungen bilden sich im Uhrzeigersinn, ausgehend von links oben (kalt und trocken) ab. Ein typischer Keuchhustenanfall mit bläulich-rotem Gesicht hat nach obiger Tabelle die Hustenkoordinaten „heiß und trocken".
Treten Symptome beider Polaritäten auf, ist die jeweilige Mehrheit der Symptome ausschlaggebend für die Diagnose. Ein Erkältungshusten nach Spaziergang im Schnee (kalt) mit großem

Durst (heiß) nach heißem Tee (kalt), gelbem Zungenbelag (heiß), weißem, wässrigen Schnupfen (kalt) und häufigem Harndrang (kalt) ist schlussendlich „kalt“ und eher „feucht“ (Schnupfen).

Die daraus folgende naturheilkundliche therapeutische Anweisung lautet dann beim Erkältungshusten mit Schnupfen/ Auswurf „wärmen und trocknen“, etwa durch Ingwertee. Beim Keuchhusten hingegen lautet sie „kühlen und befeuchten“ zum Beispiel mit lauwarmem Malven- oder Pfefferminztee, mit Ahornsirup gesüßt.

Diese Vorgehensweise, den schädigenden Faktor mit dem entgegengesetzten Wirkprinzip zu behandeln, folgt im Übrigen dem schon in der Antike geprägten Therapiesatz *contraria contrariis curentur* (Gegensätzliches soll durch Gegensätzliches behandelt werden).

Die Bestimmung der Hustenkoordinaten ist die Basis für eine erfolgreiche Selbsthilfe bei Husten! Aus den vielfältigen Möglichkeiten werden so die für den aktuellen Hustentyp passenden Therapien schnell herausgefiltert.

Therapieverfahren gegen Husten

Therapieziele

Leider gibt es kein Universalheilmittel gegen Husten, zu unterschiedlich und vielfältig sind die Faktoren, die im Einzelfall zu berücksichtigen sind.
Die Behandlung des Hustens wird sich zunächst an der Grundkrankheit orientieren, sodann an den im Vordergrund stehenden Beschwerden. Hier kann man vereinfachend zwei Therapieziele unterscheiden: Hustenstillung und Auswurfförderung.

Hustenstillung

Zur Hustenstillung gibt es Stoffe, die vornehmlich peripher, also an den Hustenrezeptoren ansetzen und solche, die im Zentralnervensystem als sogenannte Neurotransmitter (Botenstoffe), häufig aus der Gruppe der Opioide, den Hustenreflex bei einem Reizhusten dämpfen (Antitussiva). Auch entzündungshemmende Arzneimittel (Antiphlogistika, Enzyme) wirken hustenlindernd.

Prototyp eines schnell wirkenden Hustenstillers aus der naturheilkundlichen Selbsthilfe ist der Honig. Seine Zuckerstoffe umhüllen die Hustenrezeptoren (Demulzenz) und stimulieren gleichzeitig mit den Süßrezeptoren von Zunge und Mundhöhle sensible Fasern des vegetativen Nervensystems, die über den Vagus-Nerv die Befeuchtung der Atemwegsschleimhäute anregen. Leider hält die Wirkung nur etwa 20–30 Minuten an.

Eine dem Honig entsprechende Wirkung lässt sich auch mit anderen Zuckerstoffen erzielen – je dickflüssiger (sirupartig) die Zubereitung, desto besser. Bei Zuckerersatzstoffen (Süßungsmitteln) ist darauf zu achten, dass sie dosisabhängig abführend wirken und manche im Abgang eine Bitternote haben.

In jüngsten Untersuchungen wurden in der Lunge Bitterstoffrezeptoren nachgewiesen. Ihre Reizung bewirkt eine Erweiterung der Bronchien, die unter Umständen bei Lungenkrankheiten wie Asthma bronchiale oder spastischer Bronchitis nützlich sein kann.

Vielfachzucker (Heteropolysaccharide) und in geringem Maß Bitterstoffe sind auch bei den pflanzlichen Arzneimitteln, die sich bei trockenem Reizhusten bewährt haben, das Hauptwirkprinzip. Diese auch als Schleimdrogen bezeichneten Pflanzen enthalten viele Schleimstoffe (Mucilaginosa) mit einem hohen Anteil an Vielfachzuckern. Sie überziehen die Rachenschleimhaut sozusagen mit einem Schutzfilm. Gleichzeitig regen sie die Becherzellen der Bronchialschleimhaut an, und zwar über Rezeptoren des dafür zuständigen Vagus-Nervs im Magen (vgl. Kasten auf S. 17). Man nennt dies den gastropulmonalen Reflex.

Zu den Schleimdrogen zählen

- Eibisch (*Althaea officinalis*)
- Huflattich (*Tussilago farfara*)
- Isländisch Moos (*Cetraria islandica*)
- Leinsamen (*Semen Lini usitatissimi*)
- Malve (*Malva neglecta*)
- Spitzwegerich (*Plantago lanceolata*)
- Wollblume, Königskerze (*Verbascum*)

Auswurfförderung

Die Auswurfförderung kann über zwei Wirkprinzipien erreicht werden: Schleimverflüssigung (Mucolyse oder Sekretolyse) und Verbesserung des Abtransports (sekretomotorische Effekte).

Honig und die oben unter Hustenstillung aufgeführten Heilpflanzen haben auch einen milden schleimverflüssigenden (sekretolytischen) Effekt. Stärker ausgeprägt ist dieser aber, wenn die Pflanzenzubereitungen viele Saponine enthalten. Bei den Saponinen (von lateinisch *sapo* = Seife) handelt es sich um Stoffe, die bei Flüssigkeitskontakt Schaum ausbilden und häufig einen bitteren Geschmack haben. Zäher Schleim bekommt (über die Bitterstoff-Reflexwirkung) Flüssigkeit zugeführt und wird – vergleichbar einem Waschvorgang – aufgelöst. Saponinhaltige Pflanzen sind

- Efeu (*Hedera helix*)
- Primel, Schlüsselblume (*Primula*)
- Süßholz (*Glycyrrhiza glabra*) mit eher süßem als bitterem Geschmack

Stark schleimlösende Maßnahmen sollten abends vermieden werden, da sie die Nachtruhe stören.

Enthalten die Pflanzen dann noch ätherische Öle, wirken sie zusätzlich sekretomotorisch, befördern also den Abtransport des Schleims über die Flimmerhärchen. Ätherischölhaltig sind z. B.

- Eukalyptus (*Eucalyptus globulus*)
- Pfefferminze (*Mentha piperita*)
- Thymian (*Thymus vulgaris*)

Die als Scharfstoffe zusammengefassten Gewürze Chili, Ingwer, Knoblauch, Kresse, Meerrettich, Paprika, Pfeffer, Senf und Zwiebel enthalten ebenfalls ätherische Öle. Diese reizen Wärmerezeptoren in Nase und Mundhöhle und wirken über die damit verknüpften vegetativen Reflexbögen schleimverflüssigend.

Kälterezeptoren wiederum werden durch Menthol, einen der Hauptwirkstoffe der Pfefferminze, angesprochen. Ätherische Öle gibt es auch in Extraktform, Cineol und Myrtol aus Eukalyptus, Menthol aus Pfefferminze, aber auch aus anderen Heil- und Gewürzpflanzen wie Anis, Kampfer, Fichten- und Kiefernadeln zur Einnahme, Inhalation und/oder äußerlichen Anwendung.

Bei der Anwendung ätherischer Öle gilt es aufgrund der Konzentration der Inhaltsstoffe, die Packungsbeilagen sehr sorgfältig zu beachten, vor allem die Gegenanzeigen.
Achtung! Keine ätherischen Öle wie Menthol, Cineol und Kampfer bei Säuglingen und Kleinkindern anwenden, da sie, speziell wenn im Mund-Nasenbereich aufgebracht, einen Stimmritzenkrampf und reflektorischen Atemstillstand (Kratschmer-Holmgren-Reflex) auslösen können!

Verfahren der Selbsthilfe

Die oben im Kapitel „Therapieziele“ beschriebenen Heilmittel bilden den Kern der naturheilkundlichen Selbsthilfe von Husten. Sie sind in der Regel auch Bestandteile von Hausmitteln und werden meist flankiert von Elementen traditioneller Medizinsysteme wie Ernährung, Pflanzenheilkunde und Reflextherapien (z. B. Kneipp-Verfahren oder Akupressur). Ich habe für diesen Ratgeber noch die biochemischen Mittel nach Schüßler aus der besonderen Therapierichtung Homöopathie ergänzt, da sie in der Selbsthilfe verbreitet und einfach anwendbar sind: Bei manchen Hustenproblemen ermöglichen sie einen besonders schnellen Effekt.

Bevor ich Ihnen die Strategie erläutere, wie Sie zu jedem Husten die optimalen Maßnahmen auswählen können, möchte ich kurz auf die einzelnen Verfahren eingehen, die in diesem Ratgeber zur Behandlung des Hustens angeboten werden.

Hausmittel

Hausmittel sind preisgünstige und leicht durchzuführende Maßnahmen der Selbsthilfe. Sie werden in Familien oft von Mutter zu Tochter weitergegeben, denn die Hausmittel gehören traditionell zum Wissensschatz der Frauen. Hausmittel nutzen Materialien, die sich im Haushalt oder im Garten finden oder ohne großen Aufwand in Wohnortnähe gekauft werden können. Hausmittel sind probate und zum Teil seit Jahrhunderten angewendete, einfache Möglichkeiten, um zu heilen oder die Selbstheilungskräfte anzuregen. Im vorliegenden Ratgeber finden Sie unter dieser Rubrik zum Beispiel die warme Kartoffelauflage, den Zitronenwickel oder den Hustensaft aus Meerrettich und Honig. Betrachtet man Hausmittel aus naturheilkundlicher Sicht, stellen sie quasi die Essenz der traditionellen Medizinsysteme dar.

Elemente traditioneller Medizinsysteme

Ob Traditionelle Europäische Medizin (TEM), Ayurveda (Traditionelle Indische Medizin, TIM) oder Traditionelle Chinesische Medizin (TCM), all diese Medizinsysteme verstehen den Menschen als untrennbaren Teil der Natur. Sie haben ein naturphilosophisch geprägtes Konzept von Gesundheit und Krankheit. Diagnostik und Therapie sind über Kategoriensysteme mit Polaritäten aufeinander bezogen. Ziel ist die Harmonie aller lebensbestimmenden Prozesse. Die Behandlung erfolgt in der Regel mehrgleisig, zentrale Elemente sind Ernährung, Pflanzenheilkunde, körperliche Übungsbehandlungen (Bewegungstherapie, Kneipp-Verfahren) und Reflextherapien (über die Haut). In der TIM und der TCM hat auch die Atemtherapie einen hohen Stellenwert.

Die Therapieverfahren sind überwiegend Reiz-Regulationstechniken, das heißt, der Körper wird angeregt, mit seinen eigenen Mitteln (Selbstheilungskräfte, „innerer Arzt") gestörte Funktionen wiederherzustellen.

Ernährung

Der Hippokrates zugeschriebene Satz „Eure Nahrungsmittel sollen eure Heilmittel sein und eure Heilmittel sollen eure Nahrungsmittel sein" ist uns schon beim Honig als Hustenstiller (Antitussivum) und den scharfen Gewürzen als Auswurfförderer (Expektorantien) begegnet. Frisches Obst wie Ananas und Papaya enthalten viele Enzyme, eiweißhaltige Stoffe, die z. B. Entzündungsprodukte auflösen können und damit schleimverflüssigend (mukolytisch) wirken.

Bei akuten Krankheiten wählen wir in der Regel spontan die „richtigen" Speisen und Getränke, bei chronischen Leiden lassen uns unsere Instinkte aber oft im Stich. Da ist dann Orientierung notwendig. Keine Angst, es folgt keine ausführliche Diätberatung, sondern wir besinnen uns auf das Husten-Koordinatensystem mit den Qualitäten heiß-kalt und trocken-feucht.

Seit der Antike pflegten die Heilkundigen nämlich Speisen und Getränke nach diesen Wirkungen im Körper zu ordnen. Knoblauch und Zwiebeln wirken, spätestens nachvollziehbar nach einem Besuch in einem griechischen Restaurant, wärmend und (die Schleimhäute aus-) trocknend. Auf den Husten bezogen wirken Zwiebel

und Knoblauch dadurch besonders gut bei Erkältungshusten mit Schleimproduktion.
„Gegen" die hitzenden und scharfen Gewürze werden in der orientalischen Küche Sauermilchprodukte gereicht, im Koordinatensystem bei kühlend und feucht/ befeuchtend eingeordnet, wie übrigens auch der rund um das Mittelmeer als Durstlöscher beliebte lauwarme Pfefferminztee.
Durch die Zubereitungsform kann die Wirkung der Speisen und Getränke demnach beeinflusst werden: Erhitzen, braten, Essigzugabe und scharfe Gewürze verstärken die Qualität Wärme, abkühlende Wirkung haben Einsalzen, Pökeln und Zugabe von Sauermilchprodukten. Milchprodukte und Pfefferminze mit ihren befeuchtenden Wirkungen sind demnach bei trockenem Reizhusten mit Hitzegefühl angezeigt.
Im Anhang finden Sie eine Liste von Lebensmitteln des täglichen Bedarfs, geordnet nach ihren Wirkungen im Körper entsprechend den Hustenkoordinaten. Besonders bei chronischem Husten ist eine Orientierung nach den entsprechenden Speisen und Getränken kurmäßig über 4–6 Wochen lohnenswert.

Die Bewertungen von Speisen und Getränken hinsichtlich der Temperatur- und Feuchtigkeits-Qualitäten stimmen übrigens in den verschiedenen Kulturen weitgehend überein.

Pflanzenheilkunde

Die Pflanzenheilkunde (Phytotherapie) ist ein wirkungsvolles Therapieprinzip bei allen Atemwegsinfekten. Sie nutzt Pflanzen, Pflanzenteile und deren isolierte Inhaltsstoffe in unterschiedlicher Zubereitung für die Behandlung von Krankheiten. Heilpflanzen werden als Tees aus frischen oder getrockneten Kräutern, als Tinkturen (alkoholische Auszüge) oder als standardisierte Extrakte innerlich oder äußerlich verabreicht.

> In diesem Zusammenhang ist bemerkenswert, dass die Wirksamkeitsbelege (Evidenz) für die Mehrzahl der pflanzlichen Arzneimittel bei Husten deutlicher sind als für chemisch-synthetische Präparate mit vergleichbarem Indikationsbereich.

Die Anwendung von Standardextrakten über klinische Indikationen (rationale Phytotherapie) ist aber nur die Essenz der Pflanzenheilkunde. Seit der Antike wurden die Wirkungen von pflanzlichen Heilmitteln auf den Körper beobachtet und mit den Begriffen beschrieben, die wir schon bei der naturheilkundlichen Diagnostik und der Ordnung der Nahrungsmittel kennengelernt haben: wärmend-kühlend, trocknend-befeuchtend. Es liegt also nahe, die bewährten Hustenpflanzen nach dem Schema der Hustenkoordinaten zu ordnen und im Krankheitsfall auszuwählen.

Pflanzen haben als Vielstoffgemische in der Regel mehrere Wirkrichtungen, die sich von ihren Inhaltsstoffen herleiten und von Organ zu Organ im Körper unterschiedlich sein können. Beim Thymian etwa gibt es sowohl ätherische Öle mit kühlender (Kampfer-, Mentholverbindungen) als auch mit wärmender (Cineol) Qualität. In puncto Husten überwiegen letztlich die auflösenden und damit trocknenden Effekte und der wärmende Charakter (u. a. Gerbstoffe, Bitterstoffe und Saponine).

In der Tabelle ist die jeweils ausgeprägtere Wirkung für die Hustensymptome berücksichtigt, wie sie sich in den verschiedenen traditionellen Heilsystemen (ziemlich einheitlich) widerspiegelt.

Wirkung	**befeuchtend**	**trocknend**
wärmend	Eukalyptus (*Eucalyptus globulus*), bes. Cineol, Myrthol Lavendel (*Lavandula angustifolia*) Leinsamen (*Linum usitatissimum*) Primelwurzel, Schlüsselblume (*Primula*) Wegrauke, Sängerkraut (*Sisymbrium officinale*)	Andorn (*Marrubium vulgare*) Salbei (*Salvia officinalis*) Thymian (*Thymus vulgaris*)
kühlend	Eibisch (*Althaea officinalis*) Huflattich (*Tussilago farfara*) Isländisch Moos (*Cetraria islandica*) Kamille (*Matricaria recutita*) Malve (*Malva neglecta*) Pelargonie (*Pelargonium sidoides*) Pfefferminze (*Mentha piperita*), bes. Menthol Süßholz (*Glycyrrhiza glabra*) Wollblume, Königskerze (*Verbascum phlomoides*)	Efeu (*Hedera helix*) Spitzwegerich (*Plantago lanceolata*) Veilchenwurzel (*Iris germanica*)

Aus einer Standardempfehlung („Thymian bei Husten“) wird damit eine personalisierte Arznei für einen bestimmten Hustentyp (bei Thymian der kalte und feuchte Typ). Damit steigt auch die Erfolgswahrscheinlichkeit bei der Behandlung. Betrachten wir als weiteres Beispiel für die Möglichkeiten der Bestimmung des Hustentyps mittels unserer Hustenkoordinaten das folgendes Hustenteerezept.

Hustentee bei trockenem Husten
30 g Thymiankraut
25 g Eibischwurzel
15 g Spitzwegerichkraut
10 g Fenchelfrüchte, angestoßen
10 g Isländisch Moos
10 g Süßholzwurzel
in der Apotheke mischen lassen

1 flachen Teelöffel Teemischung mit 150 ml kochendem Wasser überbrühen, bedeckt 5–10 Minuten ziehen lassen, abseihen. Mehrmals täglich eine Tasse gesüßten Tee in kleinen Schlucken trinken.

In der Regel enthält eine Teemischung verschiedene Heilpflanzen, die sich in ihren Wirkungen ergänzen: Hier werden mit Eibisch, Isländisch Moos und Spitzwegerich Schleimdrogen (Mucilaginosa, hustenstillende Wirkung) kombiniert mit der saponinhaltigen Süßholzwurzel (schleimauflösend). Thymian (schleimverflüssigend über seine ätherischen Öle) und Spitzwegerich wird eine antibiotische Wirkung zugeschrieben. Fenchel schließlich ist als krampflösend bewährt.

Analysieren wir das Rezept unter dem Gesichtspunkt der Hustenkoordinaten, können wir den Indikationsbereich noch präzisieren: Außer Thymian und Spitzwegerich wirken alle Inhaltsstoffe befeuchtend, die Mehrzahl weiterhin kühlend. Also lauten die Rezept-Koordinaten „kühlend und befeuchtend" (der Thymian setzt sich mit seinen Koordinaten wärmend und trocknend hier nicht durch). Damit ist die Hustenmischung besonders für den Hustentyp „trockener Husten mit Hitzezeichen" geeignet, wie er bei einer chronischen Bronchitis (im Alter) oder einem Keuchhustenanfall vorkommt.

> Verwenden Sie für die Teezubereitung Heilpflanzen möglichst in Apothekenqualität und lassen sich dazu auch in der Apotheke beraten. Sogenannte Standardrezepturen (Arzneitees) sind ein guter Einstieg.

Wenn Sie vor der Beratung zuhause Ihren Hustentyp und die dazu passenden Arzneipflanzen bestimmen, fällt die Auswahl der passenden Rezeptur leichter. Der Tee sollte möglichst frisch zubereitet werden. Die „Arzneidrogen“ (Bezeichnung für die pflanzlichen Bestandteile) sollten licht- und luftgeschützt gelagert und nach einem Jahr ausgewechselt werden.

Reflextherapien

Haut und innere Organe sind über Nerven-Reflexbögen miteinander verbunden, auch das vegetative Nervensystem ist mit der Haut verschaltet. So ist es möglich, durch gezielte Hautreize gestörte Funktionen im Inneren des Körpers zu beeinflussen. In dieser Rubrik finden sich sowohl flächige Reize wie Einreibungen, Wickel mit ätherischen Ölen, Kneippsche Güsse und Bäder als auch punktförmige Reize wie Akupressur oder Jin Shin Jyutsu-Griffe. Letztlich kann man auch viele Techniken der Atemtherapie dazu zählen.
Bei Reflextherapien sollte man die Arndt-Schulz-Regel beachten: Schwache Reize fachen die Lebenstätigkeit an, mittelstarke Reize fördern sie, und starke wirken hemmend. Bei den Kneipp-

Verfahren wäre ein warmes Fußbad ein schwacher Reiz, ein kalter Brustguss ein starker Reiz.

Die Reizintensität muss immer mit der momentanen Verfasstheit und der Konstitution des Kranken abgeglichen werden. Daher werden in diesem Ratgeber sicherheitshalber keine drastischen Reflextherapien (wie z. B. Senfmehlpackungen) empfohlen.

Akupressur und Jin Shin Jyutsu, das japanische Heilströmen, bedienen sich reflextherapeutisch der Technik der Gegenirritation. Es handelt sich dabei um die starke Reizung kleiner umschriebener Areale (Reflexpunkte), zumeist entfernt vom Krankheitsort (Fernpunkte), die bei einem akuten Hustenreiz sehr gut helfen können, da sie nach der Arndt-Schulz-Regel hemmend wirken. Vereinfacht dargestellt „übertönt" der Akupressur-Schmerzreiz den Hustenreiz im Gehirn.

Akupressur-Technik

In der Regel wird die Akupressur mit den Nägeln von Zeigefinger, Mittelfinger oder Daumen durchgeführt.

Der Fingernagel wird auf einem definierten Punktareal aufgesetzt und an der empfindlichsten Stelle spürbar gedrückt. Es darf wehtun!
Den Druck etwa drei Sekunden halten, dann folgen drei Sekunden Pause. Dieser Rhythmus wird dreimal wiederholt, dann folgen drei Minuten Pause. Alternativ kann man an dem empfindlichen Punkt auch die Fingerbeere aufsetzen und mit kreisenden Bewegungen Druck ausüben. Das Ganze wird wiederholt, bis eine Besserung eintritt.

Biochemie nach Schüßler

Der Oldenburger Arzt Dr. Wilhelm Heinrich Schüßler (1821–1898) entwickelte die „biochemische Behandlung" mit Mineralsalzen. Schüßlers Auffassung nach beruht Krankheit auf dem „Fehlen von Lebenssalzen", d. h. körpereigenen anorganischen Salzen, deren Vorhandensein und Gehalt für die Funktionstüchtigkeit der menschlichen Zellen erforderlich ist.
Die Verabreichung der entsprechenden Mineralsalze als biochemisches Präparat sah Schüßler allerdings nicht im Sinne einer Auffüllung von außen (Substitution). Das Schüßler-Salz soll vielmehr den gestörten Mineralstoffwechsel des

betreffenden Mineralsalzes aktivieren und regulieren.

Hier wurde und wird Schüßler von seinen Nachfolgern häufig missverstanden, wenn Dosierungen von 10 Tabletten eines Salzes und darüber hinaus mehrmals täglich angeraten werden. Wollte man nämlich etwa einen Eisenmangel mit Ferrum phosphoricum, dem Schüßler-Salz Nr. 3, in der üblichen Potenzstufe D6 beheben wie mit einem konventionellen Eisenpräparat, müsste man viele Kilogramm Schüßler-Salze einnehmen, und das jeden Tag!

Im Vordergrund der Schüßlerschen Arzneimittel stehen 12 im Blut und im Gewebe befindliche Mineralsalze (Funktionsmittel). Dazu kommen 12 Ergänzungsmittel, die nach Schüßler in die biochemische Therapie eingeführt wurden. Die Schüßler-Salze werden in homöopathischer Potenzierung (D3, D6, D12) verabreicht, in der Regel als Milchzucker-Tabletten. Patienten mit einer Laktoseintoleranz können auf Globuli ausweichen (5 Globuli = 1 Tablette). Für Patienten mit Glutenintoleranz gibt es Tabletten mit Kartoffelstärke (statt Weizenstärke) als Hilfsstoff.

Die Dosierungsempfehlungen in der Literatur sind extrem unterschiedlich, gut orientieren kann man sich an der Empfehlung der Kommission D beim BfArM (Bundesinstitut für Arzneimittel und Medizinprodukte). Sie ist speziell für chronische Verlaufsformen geeignet.

Dosierungsempfehlung der Kommission D beim BfArM (Regeldosierung)

Erwachsene und Jugendliche ab 12 Jahren

- Tabletten: In der Regel 1–3 x tgl. je 1 Tablette. Bei Besserung der Beschwerden die Einnahmehäufigkeit reduzieren.
- Globuli: In der Regel 1–3 x tgl. je 5 Globuli. Bei Besserung der Beschwerden die Einnahmehäufigkeit reduzieren.

Kinder

Zwischen dem 6. und 12. Lebensjahr nehmen Kinder zwei Drittel der Erwachsenendosis ein.

Kleinkinder

Bis zum 6. Lebensjahr erhalten Kinder die Hälfte der Erwachsenendosis.

Säuglinge

Im 1. Lebensjahr erhalten Kinder nach ärztlicher Rücksprache ein Drittel der Erwachsenendosis.

Eine bewährte Ausnahme von dieser Regeldosierung ist die „heiße Sieben", bei der 7–10 Tabletten des Schüßler-Salzes Nr. 7 in heißem Wasser gelöst und schluckweise getrunken werden. Die „heiße Sieben" ist hilfreich beim akuten Hustenanfall mit Verkrampfung der Atemwege, z. B. bei Keuchhusten oder Asthma bronchiale. Das Schüßler-Salz Nr. 7 ist mittlerweile auch als Pulver in abgepackten Einzeldosen (Sachet) verfügbar.
Bei akuten Krankheitszuständen kann man das homöopathische Arzneimittel auch „verkleppern". Dazu 1–2 Tabletten des jeweiligen Schüßler-Salzes in 1 Tasse Wasser lösen und davon alle 15–30 Minuten 1 Teelöffel einnehmen.
Beim Husten haben sich die in der folgenden Tabelle angegebenen Schüßler-Salze bewährt. Ihr Einsatz wird detailliert im jeweiligen Hustenstadium beschrieben, hier werden beispielhafte klinische Indikationen angegeben.

Nr. 3	Ferrum phosphoricum	Hustenanfall, Erkältungshusten, Husten bei ACE-Hemmern
Nr. 4	Kalium chloratum	(Akute) Bronchitis, Lungenabszess
Nr. 6	Kalium sulfuricum	(Chronische) Bronchitis mit (eitrigem) Auswurf
Nr. 7	Magnesium phosphoricum	Keuchhustenanfall
Nr. 8	Natrium chloratum	Raucherhusten, allergischer Husten
Nr. 9	Natrium phosphoricum	Sinubronchiales Syndrom
Nr. 10	Natrium sulfuricum	Asthma bronchiale
Nr. 11	Silicea	Laryngitis, Tracheitis, Husten durch Hilfsstoffe bei Asthmasprays, Pneumokoniose, Lungenfibrose, Bronchiektasen
Nr. 12	Calcium sulfuricum	Pneumonie
Nr. 14	Kalium bromatum	Husten bei Herzschwäche
Nr. 17	Manganum sulfuricum	Husten bei entzündlichen Erkrankungen (Herz, Leber/ Galle)
Nr. 20	Kalium aluminium sulfuricum	COPD, Lungenemphysem
Nr. 22	Calcium bicarbonicum	Nasenpolypen, gastroösophagealer Reflux
Nr. 24	Arsenum jodatum	Husten bei Infektanfälligkeit

Strategien bei Husten

Das Diagramm auf der nächsten Seite fasst die notwendigen Schritte zur jeweils optimalen Selbsthilfe zusammen: Zuerst gilt es allerdings, anhand der Hustenform (Anfall, akut, chronisch) und seiner Ausprägung grundsätzlich zu fragen, ob eine Selbstbehandlung überhaupt möglich ist. Beachten Sie hierzu bitte die „red flags" von Seite 19/20.

Schnelle Selbsthilfemaßnahmen sind beim Hustenanfall Akupressur, Honig und mehrmaliges kräftiges Schlucken. Handelt es sich um ein akutes Hustengeschehen, muss als Entscheidungsgrundlage der Hustentyp mittels der Hustenkoordinaten kalt-heiß und trocken-feucht bestimmt werden (S. 28).

Beim subakuten Husten spielen für die beste Selbsthilfe das Stadium der auslösenden Erkrankung und der Ort des Hustenreizes die Hauptrolle.

Der chronische Husten verlangt nach mehr Überlegungen, auch der Beratungsbedarf wird größer sein. Oftmals sind sogenannte bewährte Indikationen dann ein guter Einstieg.

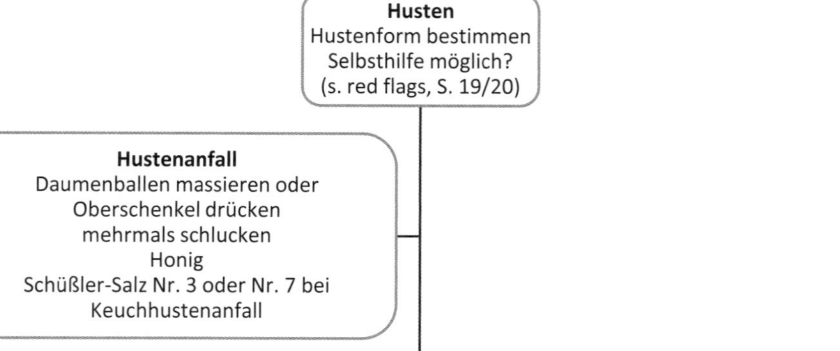
Husten
Hustenform bestimmen
Selbsthilfe möglich?
(s. red flags, S. 19/20)
Hustenanfall
Daumenballen massieren oder
Oberschenkel drücken
mehrmals schlucken
Honig
Schüßler-Salz Nr. 3 oder Nr. 7 bei
Keuchhustenanfall
akuter Husten (bis 2 Wochen)
Hustentyp bestimmen mit
Koordinaten aus Auslöser
kalt-heiß
trocken-feucht
Behandlung nach Hustentyp
(siehe S. 66 ff.)
subakuter Husten (2–8 Wochen)
Krankheitsstadium?
Ort des Hustenreizes?
bewährte Indikationen
mit aktuellem Hustentyp
abgleichen
(siehe S. 89 ff.)
chronischer Husten
Grundkrankheit?
aktuelle Auslöser?
bewährte Indikationen
mit aktuellem
Hustentyp abgleichen
(siehe S. 96 ff.)

Der Hustenanfall

Achtung! Ein plötzlicher Hustenanfall mit Angstgefühl, Schweißausbrüchen, Kreislaufkollaps, Herzschmerzen, Atemnot und/oder schaumigem Auswurf muss sofort (not-) ärztlich behandelt werden **(Notfall!)**, da Verschlucken von Fremdkörpern (speziell bei Kindern), eine lebensbedrohliche Lungenembolie oder akute Herzerkrankung (Herzinfarkt, Herzschwäche) dahinterstecken können.

Husten im Konzert oder: Wehret den Anfängen

Wie peinlich ist es doch, im Konzert oder bei einer öffentlichen Veranstaltung plötzlich von einem Hustenreiz gequält zu werden. Da kann man nicht erst einen Tee kochen, es gilt vielmehr, rasch zu handeln. Wir benötigen also für die Selbsthilfe das schnellstmöglich wirkende Verfahren, das auch noch geeignet sein muss, eine heftige Gesundheitsstörung zu unterbrechen. Hier lautet das Zauberwort „Gegenirritation“ aus der Rubrik Reflextherapien.

Zwei Areale eignen sich besonders: der Daumenballen und die Innenseite der Oberschenkel.

Reflexzone Daumenballen

Die Muskulatur des Daumenballens ist über Nervenreflexbögen mit den Atemwegen verschaltet. Die TCM kennt mit Lunge 10 (Yuji) in diesem Bereich einen wichtigen Akupunkturpunkt für den Atemtrakt. Auch in naturheilkundlichen Diagnoseverfahren (z. B. EAV oder BFD) liegen hier die Testpunkte für Nebenhöhlen, Mandeln, Seitenstränge und Bronchien. Der Daumenballen ist daher die erste Wahl bei einem Hustenanfall.

Akupressur am Daumenballen

Beim Hustenanfall lässt sich auf dem Daumenballen (Muskelbauch auf der Handinnenseite im Verlauf der Daumenknochen, besonders sicht- und fühlbar, wenn man den Daumen in den Handteller einschlägt), ein deutlich schmerzempfindlicher Punkt fühlen. Dieser wird mit kreisenden Bewegungen mit dem Fingernagel kräftig gedrückt. Behandelt wird jeweils auf der Seite, wo sich beim Test-Drücken das schmerzhaftere Areal findet. Es darf wehtun!

Dazu schluckt man mehrmals kräftig. Das begleitende Schlucken ist wichtig. Es aktiviert den Lymphabfluss vom Kopf, häufig hat ein akuter Hustenreiz seinen Ursprung in einem Stau oder einer Verkrampfung im Halsbereich.

Reflexzone Oberschenkelinnenseite

Auch Jin Shin Jyutsu, das japanische Heilströmen, kennt Reflexpunkte, die bei einem Hustenanfall helfen können.

Vor allem, wenn eine allergische Komponente mit im Spiel ist, eignet sich die Jin Shin Jyutsu-Behandlungsstelle an der Innenseite des Oberschenkels. Die TCM kennt mit MP 10 (Xuehai) einen in der Nähe gelegenen Akupunkturpunkt gegen Heuschnupfen.

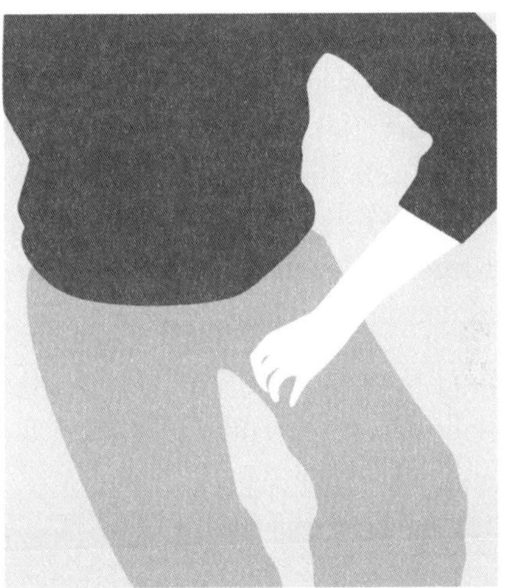

Jin Shin Jyutsu-Reflexzone beim Hustenanfall mit allergischer Komponente

Wenn Sie in dem auf der Abbildung dargestellten Areal kräftig mit den Fingern drücken, wieder auf der Seite, die besonders empfindlich ist, zur Not auch auf beiden Seiten gleichzeitig, weiten sich nach dem Erleben der Patienten Speise- und Luftröhre sowie der Brustkorb.
Auch wenn einem, etwa nach einem Sturz, die Luft wegbleibt, ist Druck hier lohnenswert.

Hausmittel

Wenn zur Hand, ist es sinnvoll, etwas Süßes im Mund zergehen zu lassen. Wünschenswert ist Honig, aber zur Not tut es auch ein Bonbon oder ein Stück Schokolade. Bei Verkrampfung der Atemwege darf es auch Bitterschokolade sein. Keine gute Idee beim Hustenanfall sind scharfe oder mentholhaltige Lebensmittel: Sie verstärken in ihrer Erstwirkung den Hustenreiz noch.

Achtung Kein Honig für Säuglinge und Kleinkinder bis zum ersten Lebensjahr. Es besteht die Gefahr einer Vergiftung (Säuglingsbotulismus)!

Schüßler-Salze

Wenn man weiß, dass man zu Hustenanfällen neigt, oder wenn gerade eine homöopathische

Hausapotheke zur Hand ist, bieten sich die Schüßler-Salze Nr. 3 und Nr. 7 an.
Unter den Schüßler-Salzen hat Ferrum phosphoricum, das Schüßler-Salz Nr. 3, die größte therapeutische Breite beim Husten:

- Hustenreiz beim Konzertbesuch
- Reizhusten ausgehend vom Kehlkopf durch Berührung (eng gebundene Krawatte) mit trockener Kehle und Tränenfluss
- nervöses Hüsteln bei Angst vor Ansteckung
- Halsschmerzen beim Husten
- trockener, metallisch klingender Husten beim Einatmen
- schleimiger Auswurf
- Husten mit Erbrechen (Keuchhusten)
- Husten mit verzögerter Rekonvaleszenz (Bronchitis, Lungenentzündung)

Eine Modalität ist kalte Luft als Auslöser. Herzklopfen und leichtes Erröten sind ein Hinweis, dass Ferrum phosphoricum auch ein sehr gutes Arzneimittel bei Lampenfieber, speziell bei Sängern und Rednern (und deren Angst vor Hustenanfällen), ist. Wichtig ist in diesem Zusammenhang, dass der Ferrum phosphoricum-

Husten durch kalte Getränke schlimmer wird, warmer Tee hingegen bessert.
Wenn man sich in dieser Beschreibung wiedererkennt, lohnt sich Ferrum phosphorium D6 auch zur Vorbeugung.

Dosierung und Anwendung
Bewährt ist die Einnahme von jeweils 1 Tablette Ferrum phosphoricum D6 am Abend vor der Veranstaltung und 20 Minuten vor Beginn.
Bei akutem Husten alle 2–5 Minuten 1 Tablette auf der Zunge zergehen lassen und währenddessen versuchen, den Hustenreiz zu unterdrücken.

Magnesium phosphoricum, das Schüßler-Salz Nr. 7, hat eine entkrampfende Wirkung, vor allem auf muskuläre Strukturen. Hustenanfälle bei Keuchhusten oder Asthma bronchiale fallen daher in seinen Indikationsbereich, speziell wenn das Gesicht beim Husten bläulich-rot anläuft, die Stimme versagt und/oder der Husten mit Brechwürgen endet. Bemerkenswerte Modalitäten sind die Verschlimmerung durch Trinken und die Verschlechterung der Atmung bei Asthma im Sommer. Bewährt in der Anwendung beim Hustenanfall ist die „heiße Sieben".

Die „heiße Sieben"
7 (bis 10) Tabletten (oder 1 Sachet) Magnesium phosphoricum D6 (Schüßler-Salz Nr. 7) werden in eine große Tasse gegeben und durch Übergießen mit heißem Wasser und Umrühren möglichst vollständig aufgelöst. Man trinkt die Lösung schluckweise möglichst heiß.

Akuter Husten: Die Küche als „Notfall-Apotheke"

Krank wird man ja meist nachts oder am Wochenende, und dann muss man sich mit dem behelfen, was daheim verfügbar ist, um die Zeit bis zum nächsten Arzt- oder Apothekenbesuch zu überbrücken. Wie tröstlich zu wissen, dass es schon in jeder „normal" bestückten Küche eine gute Notfall-Apotheke für Hustenprobleme gibt. Hier eine kleine Auswahl ohne Anspruch an große Kochkünste, quasi für die schnelle Küche. In den nachfolgenden Kapiteln werden wir unsere diesbezüglichen Fähigkeiten erweitern!

Husten	**Hilfe aus der Küche**
kalt und trocken	gesüßtes warmes Kochwasser (Kartoffeln/ Nudeln/ Reis), gesüßter Zimttee
kalt und feucht	heißes Wasser, warmes Essig-Honig-Wasser, Knoblauch-Zucker-Sirup
heiß und feucht	Brustwickel mit Zitronensaft
heiß und trocken	Zitronensaft, mit lauwarmem Wasser gemischt und gesüßt, gesüßter lauwarmer Pfefferminztee
bei Halsschmerzen	zimmerwarmer (!) Halswickel mit Quark/ Schichtkäse/ Schmand/ Joghurt
bei Nasennebenhöhlenbeschwerden	Zwiebelhustensaft, Meerrettich-Honig-Gemisch

Heißes Wasser

Beginnen wir mit dem Wasserhahn: Der einfachste Schleimlöser ist heißes Wasser, das man schluckweise trinkt. Die Variante „mit Geschmack": 1 Esslöffel Essig und 1 Esslöffel Zucker/ Honig/ Ahornsirup in eine Tasse geben, mit heißem Wasser auffüllen, verrühren und schluckweise trinken.

Wenn Sie gerade Kartoffeln, Nudeln oder Reis gekocht haben oder es vorhaben: Das Kochwasser enthält Schleimstoffe und Stärke, die beruhigend auf die Rachenschleimhaut, also hustenstillend und entzündungswidrig, wirken. Dieser Effekt wird noch gesteigert, wenn Sie dem auf angenehme Trinktemperatur abgekühlten Kochwasser 2–3 Esslöffel Honig, Ahornsirup, Malzzucker, Kandis oder Zucker zugeben. Je sirupartiger das Gemisch, umso besser. Trinken Sie das Wasser schluckweise alle 20–30 Minuten.

Zimt

Bei trockenem Reizhusten durch Kaltwerden können Sie zum Zimt (am besten hochwertigen Ceylon-Zimt) greifen:

Zimttee

1 Teelöffel gemahlenen Zimt und 1 Teelöffel Zucker in einer Tasse mit kochendem Wasser überbrühen, auf angenehme Trinktemperatur abkühlen lassen, umrühren und schluckweise trinken. Wenn Sie Zimtstangen in der Küche haben, ½ Zimtstange verwenden und 10 Minuten ziehen lassen, dann absieben.

Minze und Zitrone

Auch lauwarmer gesüßter Pfefferminztee wirkt bei trockenem Reizhusten, besonders im Rahmen eines fieberhaften Infekts. Einen ähnlichen

Effekt hat auch gesüßter Zitronensaft, mit lauwarmem Wasser 1:1 verdünnt.
Zitronensaft (ungesüßt) kann auch äußerlich angewandt werden – als Zitronenwickel mit hustenstillender und schleimlösender Wirkung bei (fieberhaften) Bronchialbeschwerden.

Warmer Zitronenwickel
Den Saft einer Zitrone mit der gleichen Menge lauwarmem Wasser mischen und damit ein Herrentaschentuch oder kleines Geschirrtuch befeuchten. Das Tuch auf den vorderen Brustkorb legen und mit einem Wolltuch umwickeln. Der Wickel ist besonders effektiv, wenn er abends im Bett angelegt und über Nacht belassen wird.

Quark

Husten mit Fieber ist auch ein Anwendungsbereich für einen Quarkwickel bei Halsentzündung als Hustenauslöser.

Quarkwickel
Zimmerwarmen (!) Quark fingerdick auf ein Taschentuch oder Geschirrtuch streichen, zu einem Päckchen zusammenfalten und vorne um den Hals legen. Sobald der Quark anzieht, also trocken wird (nach ca. 10 Minuten), abnehmen.

Nach 3–6 Stunden wiederholen. Statt Quark können Sie auch Schichtkäse oder Schmand, zur Not auch Joghurt, verwenden.

Zwiebel und Knoblauch

Bleiben noch Zwiebel und Knoblauch als Küchenarzneien. Beide wirken besonders gut bei produktivem Erkältungshusten (Hustentyp „kalt und feucht"). Auch das Herstellungsprinzip ist für beide gleich.

Schneller Zwiebelhustensaft

1 Esslöffel Öl in einen Topf geben. Eine ganze Zwiebel (mit Schale) abwaschen, halbieren und mit den Schnittflächen auf das Öl legen. 4 Esslöffel Zucker dazugeben und alles knapp mit Wasser bedecken. Dann kurz aufkochen und 10 Minuten köcheln lassen. Anschließend die Zwiebel aus dem Topf nehmen und den Sud absieben. Über den Tag verteilt immer wieder einen guten Schluck von dem Zwiebelhustensaft trinken (vorher auf angenehme Trinktemperatur bringen).

Tipp: Bei Nasennebenhöhlenbeschwerden kann man während des Zwiebelkochens die warmen Dämpfe inhalieren. Dies ist nur bei einem feuchten Schnupfen sinnvoll, nicht bei trockenen, geschwollenen Schleimhäuten. Schließen Sie dabei die Augen, denn die Dämpfe sind reizend.

Knoblauchsirup
100 g Knoblauch schälen und zerkleinern, mit 250 ml Wasser aufkochen, dann 250 g Zucker zugeben und die Mischung 15 Minuten ziehen lassen, durchsieben und alle 1–3 Stunden 1 Esslöffel einnehmen.
Achtung! Bei Asthma eher auf Knoblauch verzichten, da er Anfälle auslösen kann.

Alternativ können Sie auch mit Meerrettich arbeiten: ½ Teelöffel Meerrettich aus dem Glas mit ½ Teelöffel Honig vermischen und im Mund zergehen lassen. Mehrmals täglich einen Löffel voll einnehmen.

Strategien bei den verschiedenen Typen des akuten Hustens

Sie haben bestimmt schon selbst erlebt, dass bei einem Infekt der Husten zuerst trocken war, dann mit viel Auswurf (feucht) einherging und später wieder trocken-reizend wurde. Diesen verschiedenen Krankheitsstadien (Hustentypen) sollten die therapeutischen Maßnahmen – ob Hausmittel, Speisen und Getränke, Heilpflanzen oder Reflextherapien – angepasst werden, um eine optimale Wirkung zu erzielen.

Die verschiedenen Hustentypen lassen sich, wie schon in den Hustenkoordinaten auf Seite 28 beschrieben, mittels der Gegensatzpaare kalt-heiß bzw. trocken-feucht leicht bestimmen. Kalt und heiß beziehen sich dabei sowohl auf den Auslöser (Erkältung oder Überhitzung) als auch auf die Reaktionen des Patienten. Die folgenden Therapiestrategien bei akutem Husten richten sich nach diesem Prinzip.

Hustentyp „kalt und trocken"

Gegen Husten durch Kaltwerden sind zunächst wärmende Maßnahmen, innerlich wie äußerlich, angezeigt. Darüber hinaus muss für eine Befeuchtung der Schleimhäute gesorgt werden, am einfachsten durch das Trinken von heißem Wasser.

Hausmittel

Die warme Kartoffelauflage, liebevoll Bauernfango genannt, ist besonders wirkungsvoll zur Durchwärmung des Halses oder der unteren Atemwege (Brustbereich), aber auch zum Befeuchten bei festsitzendem Sekret. Sie wird da aufgelegt, wo der Patient den Hustenreiz empfindet.

Kartoffelauflage am Hals

4–5 gekochte und etwas abgekühlte Pellkartoffeln nebeneinander auf ein Geschirrhandtuch legen. Das Tuch zu einem etwa halshohen Streifen einschlagen, so dass eine Wurst entsteht, und die Kartoffeln mit einem Nudelholz, einer Flasche oder den Händen grob zerdrücken. Die Auflage an den Enden mit Sicherheitsnadeln, Gummibändern oder Klebeband fixieren. **Vorsicht!** Kartoffeln wärmen lange nach und geben dabei sehr viel Hitze ab! Es kann auch sinnvoll sein, wenn Sie die Auflage noch einmal in ein passendes Frotteehandtuch einschlagen, damit sie nicht zu heiß auf der Haut wird. Die Auflage vorne um den Hals legen, dann einen Wollschal um die Auflage binden.

Auflage auf der Brust und am oberen Rücken

Sitzt der Hustenreiz tiefer, in den Bronchien, kann man die Kartoffelauflage auch vorn auf der Brust und/oder hinten am oberen Rücken auflegen. Dafür eine entsprechend größere Auflage vorbereiten. Typischerweise werden jeweils 4 Kartoffeln für vorne und 4 für hinten verwendet. Auch hier wird das Geschirrhandtuch-Paket mit den zerquetschten Kartoffeln noch einmal in ein Frotteehandtuch eingeschlagen, um Verbrennungen zu vermeiden.

Anwendungsdauer

½ Stunde bzw. bis die Wärme nachlässt. Wenn es sich unangenehm anfühlt, sofort abnehmen.

Wenn Sie das Kochwasser der Kartoffeln verwenden wollen, können Sie es auf Trinktemperatur abkühlen lassen, dann süßen, wie oben im Kapitel „Die Küche als Notfallapotheke" beschrieben, und davon eine halbe Tasse trinken. Die im Kartoffelwasser enthaltene Stärke wirkt beruhigend auf die Schleimhaut der Atemwege. Bei trockenem Husten können Sie mehrmals täglich eine halbe Tasse des Sudes erwärmen und trinken.

Ernährung

Bei einem akuten Erkältungsgeschehen, wie es mit diesem Hustentyp in der Regel verbunden ist, werden Sie instinktiv die „richtigen" Speisen und Getränke wählen.
Hingewiesen sei allerdings auf den Sanddorn, der sowohl als Akutmaßnahme hilfreich ist (stündlich 1 Esslöffel), als auch – wegen seines hohen Vitamin C-Gehaltes – vorbeugend gegen Infekte wirkt: Täglich morgens 1 Esslöffel einnehmen.
Weitere heilsame Obstsorten beim Hustentyp „kalt und trocken" sind Aprikosen und Pfirsiche. Zimt, Mandeln oder Kokos (pur, als Mus

oder erwärmte Kokosmilch) fördern den gewünschten Effekt.
Ein guter Gebrauchstee für dieses Hustenstadium ist Variante 2 des Leinsamentees auf der nächsten Seite. Wichtig ist, beim Kochen am Herd zu bleiben, denn der Tee kocht gerne über. Weiterhin sollten Sie die Thermoskanne jeweils vor Gebrauch schütteln, da sich die Schleimstoffe mit der Zeit absetzen.

Pflanzenheilkunde

Unter den Heilpflanzen gegen trockenen Husten nach Kaltwerden ist der Leinsamen besonders wirkungsvoll. Beim Leinsamen werden die ganzen Samen verwendet (also nicht geschrotet wie für das Müsli). Sie enthalten sehr viele Schleimstoffe, die befeuchtend auf die Schleimhäute im Rachen wirken.
Schleimdrogen werden oft als Kaltauszüge zubereitet: Wie in Variante 1 des Leinsamentees beschrieben, setzt man den verwendeten Pflanzenteil mit kaltem Wasser an, lässt ihn ziehen, siebt ab und erwärmt den Tee erst danach auf angenehme Trinktemperatur.

Leinsamentee Variante 1
1 Esslöffel ganze (nicht geschrotete) Leinsamen in einer großen Tasse mit kaltem Wasser übergießen, 1 Stunde ziehen lassen, gelegentlich umrühren, dann abseihen. Anschließend den Sud auf angenehme Trinktemperatur erwärmen und langsam schluckweise trinken.

Leinsamentee Variante 2
3 Esslöffel ganze Leinsamen mit 1 Teelöffel Kandis und ½ Liter Wasser zum Kochen bringen, nur kurz (1–2 Minuten) kochen, dann sofort durchseihen und in eine Thermoskanne füllen. Mehrmals täglich 1 Tasse trinken, ggf. Zitronensaft oder etwas Vitamin-C-Pulver zugeben. Die Kanne vor dem Ausgießen leicht schütteln.

Weitere Heilpflanzen, die im ersten Stadium des Erkältungshustens helfen, sind Eukalyptus, Lavendel und Primelwurzel. Eukalyptus findet sich in zahlreichen Hustenbonbons, als ätherisches Öl kann es zur Inhalation oder für Einreibungen benutzt werden. Lassen Sie sich in der Apotheke beraten.
Es gibt auch vorgefertigte Eukalyptus-Brustwickel auf Bienenwachs-Grundlage (Husten-Brust-Wickel Eucalyptus von der Firma Wachswerk).

Eukalyptus ist besonders angezeigt, wenn Heiserkeit mit dem Husten einhergeht.
Auch der Lavendel wird äußerlich angewandt. Bewährt ist der Lavendelölwickel.

Lavendelölwickel
9 Tropfen 10%iges Lavendelöl (Kinder: 6 Tropfen) auf ein vorgewärmtes (z. B. in heißem Wasser ausgewrungenes) Geschirrtuch träufeln, auf den Brustkorb legen und mit einem großen Wolltuch/ Frotteetuch abdecken. Einwirkzeit: 15–20 Minuten. Danach 15–20 Minuten nachruhen.

Der Lavendel hat auch eine schlafanstoßende Wirkung. Dies kann man sich bei nächtlichem Reizhusten zunutze machen: In vielen Schlafkissen ist Lavendel enthalten. Man kann ein Schlafkissen auch selbst mittels Leinenbeutel und Lavendelblüten herstellen. Auch erwägenswert: Lavendel-Seife ins Bett (unter das Spannbetttuch) legen.
Die Primelwurzel (Schlüsselblumenwurzel) wirkt einerseits wärmend, andererseits durch ihre Saponine schleimlösend. Sie begleitet damit den Übergang in das zweite Hustenstadium (mit Auswurf, Hustentyp „kalt und feucht“) sehr gut. In Teerezepten wird sie in der Regel mit anderen

Heilpflanzen mit schleimlösender Wirkung (Eibisch, Huflattich, Süßholz) oder wärmender Wirkung (Thymian) kombiniert. Hier ist Beratung in der Apotheke, evtl. zu Standardrezepturen, sinnvoll.

Als Extrakt ist die Primelwurzel z. B. in Ipalat Halspastillen enthalten. Einnahme nach Packungsbeilage.

Reflextherapie

Ein warmes Fußbad mit körperwarmem Wasser (bei Krampfaderleiden nur maximal 30 °C!) und etwa 10–15 Minuten Dauer beugt, in der kalten Jahreszeit täglich durchgeführt, einer Erkältung vor und hilft auch bei einer akuten Infektion. Durch geeignete Badezusätze wie Meersalz, Natron (jeweils 1 Esslöffel) oder ätherische Öle (Eukalyptus) kann man die Wirkung noch intensivieren.

Eine den gesamten Oberkörper durchwärmende Wirkung erzielt man mit der Behandlung dreier Reflexzonen. Sie befinden sich an der Außenseite der Oberarme, ca. eine Handbreit unterhalb der Schulter, sowie mittig über der Wirbelsäule, am Übergang von der Hals- zur Brustwirbelsäule (wo der sogenannte Witwenbuckel ist).

Behandeln Sie diese Areale mit Rotlicht, einer Wärmesalbe, einem kleinen Stückchen ABC-Pflaster oder per Akupressur – die therapeutischen Möglichkeiten sind vielfältig.

Schüßler-Salze

Ferrum phosphoricum D6, das Schüßler-Salz Nr. 3, ist das erste Arzneimittel, an das man bei einem beginnenden Infekt denkt. Beim Husten deckt es die meisten Auslöser ab, und oft sieht man dem Kranken dieses Mittel schon an, denn Blässe im Wechsel mit Röte und das speziell bei Kindern berüchtigte weiße Mund-Nase-Dreieck (untrügliches Zeichen dafür, dass das Kind „etwas ausbrütet") sind ein Leitsymptom für dieses Salz.

> **Dosierung**: Stündlich 1 Tablette Ferrum phosphoricum auf der Zunge zergehen lassen, bis Besserung eintritt.

Waren Kälte und Nasswerden der Auslöser und liegt eine familiäre Disposition zu Atemwegserkrankungen vor, ist Natrium sulfuricum D6, das Schüßler-Salz Nr. 10, das richtige Anfangsmittel. Homöopathisch wird Natrium sulfuricum auch bei asthmatischen Erkrankungen verordnet

(Konstitutionstherapie). Es wird immer hilfreich sein, wenn der Hustenreiz „nach unten“, d. h. in die Bronchien, rutscht. Im Gegensatz zu Ferrum phosphoricum ist die Gesichtsfarbe bei Natrium sulfuricum eher rötlich-bläulich.

Dosierung: Im Akutfall 1–2 Tabletten Natrium sulfuricum in 1 Tasse Wasser auflösen und davon alle 30 Minuten 1 Teelöffel einnehmen („verkleppern“), bis Besserung eintritt. Dann 3 x tgl. 1 Tablette über 3 Tage.

Hustentyp „kalt und feucht“

Im zweiten Stadium des Erkältungshustens oder einer Bronchitis hat der Körper mit Abwehrreaktionen begonnen, ablesbar an reichlichem Schnupfen und beginnendem Auswurf, der zumeist wässrig und klar ist. Scharfstoffe sind hier angezeigt, um zu wärmen und die Schleimbildung in Grenzen zu halten.

Vorsicht mit Kalt-Inhalationen. Sie können den Husten verschlimmern!

Hausmittel

Zwiebel mit Honig ist die klassische Ersthilfe für diesen Hustentyp. Honig wird traditionell zur Stärkung der Immunabwehr und zur Wundheilung eingesetzt und hat eine trocknende Wirkung auf die Schleimhäute. Zwiebeln enthalten leicht antibiotisch wirkende Schwefelverbindungen, gefäßschützende Farbstoffe und Vitamin C und wirken ebenfalls trocknend, also schleimvermindernd. In der Mischung setzt sich die wärmende Wirkung der Zwiebel gegen die eher kühlende des Honigs durch, so dass der Zwiebelhonig beim Hustentyp „kalt und feucht" optimal wirkt.

Zwiebelhonig

1 Küchenzwiebel schälen und kleinschneiden. In ein Glas mit Schraubdeckel füllen und mit flüssigem Honig bedecken. Das Glas gut verschließen und mehrere Stunden ziehen lassen. Mit der Zeit entsteht ein dickflüssiger Saft, den Sie durch einen engen Trichter oder ein Sieb gießen, um die Zwiebelstücke zu entfernen. Im Kühlschrank aufbewahren. Mehrmals täglich 1–2 Teelöffel einnehmen.

Ernährung

Die Ingwerwurzel enthält Scharfstoffe und ätherische Öle, die anregend auf die Verdauung und auf die Abwehrkräfte wirken. In der chinesischen Medizin gilt der Ingwer vor allem als eine erwärmende Pflanze, die kältebedingten Erkrankungen entgegenwirkt und somit beim Hustentyp „kalt und feucht“ eingesetzt wird.

Ingwertee

Schälen Sie ein etwa daumennagelgroßes Stück frische Ingwerwurzel und raspeln es auf einer feinen Reibe. In eine große Tasse geben und mit kochendem Wasser überbrühen, 8–10 Minuten zugedeckt ziehen lassen, abseihen.

Nach Bedarf und Verträglichkeit mehrmals täglich eine Tasse trinken.

Wem der Ingwer zu scharf ist, kann auch Salbeitee trinken.

Auch das Essen sollte Schärfe haben: Gewürze wie Knoblauch, Muskat, Pfeffer und Senf dürfen beim Hustentyp „kalt und feucht“ großzügig dosiert werden. Als Nebeneffekt fördern sie das Durstgefühl – und warmes Wasser ist bekanntlich ein guter Hustenlöser.

Orientalische Gerichte mit Mais, Datteln und Rosinen können den Speiseplan bereichern und die

Heilung ebenso unterstützen wie Cashew-Kerne, Walnüsse und Pflaumen.

Pflanzenheilkunde

Der Salbei wurde schon als wichtige Heilpflanze bei diesem Hustentyp erwähnt, der Thymian ist mindestens genauso wichtig, speziell wenn der Husten krampfartig wird. Ob als Tee, alkoholischer Extrakt (Tropfen), zur Inhalation (bitte nur mit angewärmten Lösungen!) oder in Pastillen-Form – alle werden ihre bevorzugte Anwendungsform finden. Lassen Sie sich in der Apotheke zu Präparaten und deren Anwendung beraten.

Reflextherapien

Die beim Hustentyp „kalt und trocken" besprochenen Techniken (warmes Fußbad, Behandlung von Reflexzonen an den Armen und dem Rücken mit Rotlicht, ABC-Pflaster, Akupressur) sind unter dem Kälteaspekt auch beim Hustentyp „kalt und feucht" sinnvoll.
Spürt man, dass sich der Husten festsetzt, etwa durch einen lokalen Hustenreiz oder Schmerz beim Atmen, kann man dem mit folgender Atemübung entgegenwirken:

Atemübung
Man reibt die Handteller aneinander und legt die so erwärmten Handflächen an die Stellen, wo man den vermehrten Schleim fühlt (etwa am Hals, unter den Schlüsselbeinen oder seitlich an den unteren Rippen). Dann atmet man ruhig und gezielt dorthin. Speziell beim langsamen Ausatmen stellt man sich vor, wie der warme Atem den Schleim verflüssigt und nach außen mitnimmt.

Schüßler-Salze

Auf das Schüßler-Salz Nr. 3 folgt die Nr. 4, Kalium chloratum D6, wenn sich weiße Absonderungen einstellen. Auch wenn die Absonderungen klebrig werden und sich die Augen als Zeichen eines Virusinfektes röten, ist Kalium chloratum angezeigt. Gleichzeitig deuten diese Zeichen an, dass der Körper als Maßnahme gegen den Erreger Hitze produziert, also der Hustentyp „heiß und feucht" vor der Tür steht. Eine wichtige Modalität ist die Verschlimmerung des Hustens durch Bewegung.

Dosierung: Im Akutfall 2 Tabletten Kalium chloratum in 1 Tasse Wasser auflösen und davon alle 30 Minuten 1 Teelöffel nehmen.
Dauert dieses Hustenstadium schon länger als einen Tag, 3 x tgl. 1 Tablette auf der Zunge zergehen lassen.

Manchmal ist der Körper nicht in der Lage, ausreichend Wärme zu produzieren. Der weiße Schleim bleibt, der Patient fühlt sich zunehmend schwächer. Dies ist bei chronisch-wiederkehrenden Entzündungen der Fall oder wenn aus der Erkältung eine schwere Bronchitis oder Lungenentzündung geworden ist und sich die Ausheilung hinzieht. Das ist der Indikationsbereich von Calcium sulfuricum D12, dem Schüßler-Salz Nr. 12. Ein weiteres Leitsymptom ist Nachtschweiß.

Dosierung: Calcium sulfuricum D12, 2 x tgl. 1 Tablette auf der Zunge zergehen lassen.

Hustentyp „heiß und feucht"

Die Wärmeproduktion des Körpers (bis hin zum Fieber) funktioniert – sichtbares Zeichen sind gefärbte Absonderungen. Nun gilt es achtzugeben, dass die Hitzeentwicklung nicht überschießt und der Husten trocken wird. Dazu sollte man die Scharfstoffe reduzieren und mehr auf kühlende Prinzipien in der Ernährung und bei den Reflextherapien setzen.

Hausmittel

Der schwarze Rettich ist reich an Vitamin C. Seine schwefelhaltigen Senföle wirken keimhemmend und schleimverflüssigend. Ihm wird wie dem Honig eine kühlende und trocknende Wirkung zugeschrieben, gerade richtig für diesen Hustentyp.

Rettichhustensaft
1 frischen schwarzen Rettich aushöhlen und mit Honig füllen. Den gefüllten Rettich aufrecht auf ein weitwandiges Glas oder in ein Schüsselchen stellen und mehrere Stunden durchziehen lassen. Mit der Zeit entsteht ein scharfer Sirup. In die Unterseite des Rettichs ein Loch stechen oder schneiden und den Sirup abtropfen lassen. In einem verschließbaren Gefäß im Kühlschrank aufbewahren.
Bei verschleimtem Husten mehrmals täglich 1–2 Teelöffel einnehmen.

Ernährung

Ein guter Gebrauchstee ist der grüne Tee. Er darf nur kurz ziehen. Er enthält Gerbstoffe und sekundäre Pflanzenstoffe, die ihn zu einem wertvollen Getränk machen, das nach naturheilkundlicher Vorstellung kühlend und trocknend wirkt.

Grüner Tee
1 Teelöffel Teeblätter in einer großen Tasse mit heißem, nicht kochendem Wasser übergießen und 1–3 Minuten ziehen lassen, abseihen.
Wegen des hohen Koffeingehaltes nicht zu viel und nicht zu spät am Tag trinken.

Sauerkirschen, Grapefruit, Orange und Weintrauben wirken fiebersenkend, speziell die Säfte, die man zimmerwarm trinkt. Ananas kühlt ebenfalls und löst den Schleim aufgrund ihrer Enzyme.
Bei Krampfhusten entfalten die Gewürze Estragon und Majoran lindernde Wirkung. Blattsalate mit Essig-Öl-Dressing spenden Flüssigkeit, Endiviensalat ist besonders gut geeignet. Einer überschießenden Schleimbildung kann man versuchen, mit Gerichten auf Buchweizen- oder Reisbasis entgegenzuwirken. Letztlich fällt auch der Sellerie (zum Beispiel als lauwarmes Apfel-Sellerie-Süppchen bei zähem Schleim) in diese Kategorie.

Pflanzenheilkunde

Holunder ist schweißtreibend und dadurch fiebersenkend, schleimlösend, antioxidativ und immunstimulierend. Achten Sie bei Heilpflanzentees stets auf Apothekenqualität.

Holunderblütetee
1 gestrichenen Teelöffel Holunderblüten in einer großen Tasse mit kochendem Wasser übergießen und zugedeckt 5–10 Minuten ziehen lassen. Abseihen und mehrmals täglich eine Tasse trinken. Bei Bedarf können Sie den Tee mit 1 Teelöffel Honig süßen.

Efeu, Spitzwegerich und Veilchenwurzel, entweder einzeln oder zusammen in einer Teemischung, sind drei weitere Heilpflanzen für den Hustentyp „heiß und feucht". Die größte therapeutische Breite hat dabei wohl der Efeu, er ist in zahlreichen Zubereitungsformen erhältlich. Lassen Sie sich in der Apotheke beraten.

Reflextherapien

Beim Hustentyp „heiß und feucht" sind kühlende und trocknende Auflagen mit Quark und Essig wohltuend.

Kühlende Quarkauflage
Zimmerwarmen Quark etwa ½–1 cm dick auf ein dünnes Baumwolltuch (z. B. auseinandergefaltete Mullkompresse) auftragen und das Tuch zu einem

Päckchen einschlagen. Vorne auf den Hals oder auf die Brust legen und mit einem Schal oder Handtuch fixieren. Sobald der Quark anzieht, also trocken wird (nach ca. 10–15 Minuten), abnehmen. Die Auflage nach 3–6 Stunden wiederholen.

Essigauflage

Alternativ zum Quark kann man auch Auflagen mit Essig machen. Dazu Weinessig mit lauwarmem Wasser im Verhältnis 1:2 mischen, ein Geschirrtuch darin tränken, auf Brust oder Hals legen und mit einem Frotteetuch abdecken. Einwirken lassen, solange der Wickel als angenehm empfunden wird.

Schüßler-Salze

Das Schüßler-Salz Nr. 6, Kalium sulfuricum, ist das Mittel, wenn eine Entzündung sich festsetzt und es zu schleimig-eitriger Sekretion kommt. Es wird als das Salz für die Verbesserung der Zellatmung und die Entgiftung, speziell über die Leber, charakterisiert. Die Leber reagiert bei vielen Viruserkrankungen mit, Leitsymptom ist dann eine dauernde bleierne Müdigkeit.

Typisch für die Kalium-Verbindungen ist nach homöopathischer Erfahrung die Schwäche des Patienten und Verschlimmerung der Beschwerden in den frühen Morgenstunden.

Dosierung: Im Akutfall 2 Tabletten Kalium sulfuricum D6 in 1 Tasse Wasser auflösen und davon alle 30 Minuten 1 Teelöffel nehmen.
Dauert dieses Hustenstadium schon länger als einen Tag, 3 x tgl. 1 Tablette auf der Zunge zergehen lassen.

Hustentyp „heiß und trocken"

Beim Hustentyp „heiß und trocken" ist die Befeuchtungsfähigkeit der Schleimhäute an ihre Grenze gekommen, und es drohen längerfristige Schädigungen der Atemwege. Eine ärztliche Begutachtung ist notwendig!

Hausmittel

Auch wenn man bei Schmalz, wie bei anderen Fetten, eher an eine wärmende Wirkung denkt, hat die äußerliche Anwendung von Schweineschmalz nach volksmedizinischer Erfahrung eine eher kühlend-befeuchtende Wirkung auf die Atemwege. Gerade bei hartnäckiger Bronchitis und Keuchhusten ist das abendliche Einreiben der Brust mit Schweineschmalz bewährt (Gänseschmalz dagegen ist eher wärmend und daher beim ersten Stadium des Erkältungshustens, Hustentyp „kalt und trocken", angezeigt). Das Lutschen von Emser Pastillen, einem mineralstoffreichen Salzgemisch, wirkt beruhigend auf die gereizten Schleimhäute.

Ernährung

Lauwarmer, mit Ahornsirup gesüßter Pfefferminztee ist ein guter Gebrauchstee. Bei krampfartigem Husten ist gesüßter Melissentee eine Alternative.

Die Ernährung sollte leicht sein. In der Regel kommen flüssigkeitsreiche Speisen wie Sauermilchprodukte, kalte Tomatensuppe (ggf. mit Gurken) oder Obstsalate mit Apfel, Banane, Kiwi, Mandarine, Melone und Zitrone gut an. Bei der Quitte scheiden sich die Geister.

Pflanzenheilkunde

Neben Wollblume (Königskerze) und Süßholz sind mit Eibisch, Malve und Isländisch Moos drei Schleimdrogen beim Hustentyp „heiß und trocken" bewährt. Bei diesen Heilpflanzen ist ein Kaltauszug angebracht. Dazu wird der Tee mit kaltem Wasser übergossen und bis zu mehreren Stunden in einem zugedeckten Gefäß bei

Raumtemperatur stehen gelassen. Lassen Sie sich in der Apotheke beraten.
Der Kaltauszug empfiehlt sich, da die heilsamen Schleimstoffe hitzeempfindlich sind und der Tee sonst an Wirksamkeit verliert. Außerdem verhindert ein Kaltauszug bei bestimmten Drogen, dass unerwünschte Inhaltsstoffe in den Tee übergehen.

Isländisch Moos-Tee
1 Teelöffel Isländisch Moos (Apothekenqualität) in einem großen Glas mit kaltem Wasser übergießen, 10 Minuten ziehen lassen, abseihen. Den Absud dann auf angenehme Trinktemperatur erwärmen (nicht kochen!) und in kleinen Schlucken trinken. Nicht vergessen, den Tee zu süßen.

Eibisch und Isländisch Moos sind (allerdings nicht als Kaltauszüge) ebenso wie Süßholz auch Inhaltsstoffe des oben beschriebenen Hustentees bei trockenem Husten (S. 44). Dieser wirkt in Summe kühlend und befeuchtend.
Isländisch Moos gibt es auch als Lutschpastillen.

Reflextherapien

Beim Hustentyp „heiß und trocken“ ist ein kühlender und befeuchtender Zitronenwickel angezeigt.

Zitronenwickel
1 Zitrone sternförmig einschneiden und in eine Schüssel geben. Großzügig mit heißem Wasser übergießen. Die Zitrone mit einem Holzlöffel ausdrücken, so dass der Saft und die ätherischen Öle aus der Schale in das Wasser übergehen. Auf Handwärme abkühlen lassen. Ein Geschirrhandtuch in das Wasser geben und sich vollsaugen lassen. Aus dem Wasser nehmen, auswringen und je nach Ort des Hustenreizes um den Hals oder auf die Brust legen. Mit einem Handtuch oder Schal fixieren. Lassen Sie den Wickel aufliegen, solange er angenehm ist. Wenn der Wickel abends vor dem Schlafengehen angelegt wird, kann er auch über Nacht bleiben.

Bei nächtlichem Reizhusten sind Einreibungen des Brustkorbs mit Melissenöl bewährt. Salzwasser-Inhalationen mittels Kaltvernebelung (keine Heißwasser-Inhalationen!) sind im Einzelfall nützlich. Bitte lassen Sie sich in der Apotheke beraten.

Schüßler-Salze

Das Schüßler-Salz Nr. 8, Natrium chloratum wird zur Regulation des Wasserhaushalts eingesetzt. Leitsymptome sind neben der Trockenheit der Schleimhäute häufig ein Erkrankungsbeginn mit Niesanfällen, Herpes an Nase und Lippen, ein tiefer Riss in der Mitte der Unterlippe oder ein landkartenartiger Zungenbelag.

Dosierung: Im Akutfall 2 Tabletten Natrium chloratum D6 in 1 Tasse Wasser auflösen und davon alle 30 Minuten 1 Teelöffel nehmen.
Dauert dieses Hustenstadium schon länger als einen Tag, 3 x tgl. 1 Tablette auf der Zunge zergehen lassen.

Strategien beim subakuten Husten

Dauert der Husten mehr als zwei, aber weniger als acht Wochen an, spricht man vom subakuten Husten. Nach meiner Erfahrung rühren die meisten hartnäckigen Hustenzustände von Lymphstauungen im Kopf-Hals-Bereich her. Sie geben sich häufig durch einen beständigen Räusperzwang zu erkennen, nicht selten ist das Gaumenzäpfchen geschwollen und/oder ver-

längert und reizt zusätzlich. Auch ein Fremdkörpergefühl im Kehlkopfbereich oder darunter bis zur Halsgrube ist typisch dafür. Der Husten ist zumeist trocken.
Therapeutisch steht die Anregung des Lymphflusses ganz im Vordergrund, ob mit Quarkwickeln, lymphwirksamen Salben oder Teemischungen.
Ist der Kehlkopf entzündlich mitbetroffen, sollte man nicht flüstern, da dadurch die Stimmbänder mechanisch stark belastet werden und mit Schwellung reagieren, was zu einer weiteren Beeinträchtigung der Stimmmechanik, Heiserkeit, Schmerz und Hustenreiz führt. Auch der Keuchhusten fällt in diese Rubrik.

Achtung! Keuchhusten muss grundsätzlich ärztlich behandelt werden, je früher, desto besser.
Bei Säuglingen wird man nicht um eine stationäre Therapie herumkommen, da in dem Alter die Fähigkeit, Schleim auszuhusten, noch nicht ausgebildet ist und somit Erstickungsgefahr besteht.

Hausmittel

Ein Ölwickel am Hals wird in der einfachsten Version mit einem beliebigen im Haushalt

vorhandenen Öl durchgeführt: Das Öl am Hals einreiben und ggf. mit einem Wolltuch oder Schal abdecken.
Lymphanregend wirkt vor allem Walnussöl. Bei den Heilpflanzen ist es die Ringelblume (Calendula), die einen derartigen Effekt hat. Bei schmerzhafter Heiserkeit als Leitsymptom ist auch ein Versuch mit Johanniskrautöl (wegen seiner Farbe auch Rotöl genannt) lohnend. 1–3-mal täglich anwenden. Lavendelöl bietet sich für Brustwickel beim Keuchhusten an. Lassen Sie sich auch in der Apotheke beraten.
Emser Pastillen wirken mit ihrem mineralstoffreichen Salzgemisch bei schmerzhafter Heiserkeit beruhigend auf die gereizten Schleimhäute.

Ernährung

In der Ernährung können Walnüsse unterstützend wirken. Der klassische Waldorfsalat mit Walnüssen, Sellerie, Äpfeln, Zitrone und Mayonnaise ist quasi ein Superfood bei sich hinziehendem Husten. Stehen Heiserkeit und Stimmverlust im Vordergrund, wirken mit Honig gedünstete Birnen lindernd. Auch Leinsamentee (S. 71, Hustentyp „kalt und trocken") ist dabei heilsam.

Lauwarmer Malven- oder Pfefferminztee, mit Ahornsirup gesüßt, ist beim Keuchhusten ein guter Gebrauchstee.

Pflanzenheilkunde

In der Heiltee-Community ist mittlerweile der „6-er Tee“ als sogenannter Ausleitungstee bekannt: Er enthält die Walnuss als lymphabflussfördernde Pflanze (hier die Blätter), Birkenblätter, Schafgarbe, Melisse, Brennnessel und Ringelblume. Trinken Sie 10 Tage lang 3 x tgl. 1 Tasse. Der Tee soll übrigens auch hilfreich sein, wenn man mit dem Rauchen aufhören will.
Phytolacca decandra, die Kermesbeere, ist eine wichtige Heilpflanze in der Homöopathie bei sich hinziehenden Halsentzündungen mit Husten. Sie ist zusammen mit Capsicum (Paprika) und Guajacum (Pockholz) auch in dem pflanzlichen Arzneimittel Tonsipret® enthalten. Beratung in der Apotheke ist hier sinnvoll.
Bei Tracheitis (Entzündung der Luftröhre) mit den Leitsymptomen Trockenheit, Wundheitsgefühl und Schmerz hinter dem Brustbein ist der Eibischtee bewährt: Mit „Eibischtee“ wird landläufig eine Mischung aus Eibischblättern, Eibischwurzeln, Malvenblüten und Süßholzwur-

zeln bezeichnet. Auch in diesem Fall bitte in der Apotheke beraten lassen.
Teezubereitungen mit Veilchenwurzel können den Keuchhusten lindern. Die Bezeichnung „Veilchenwurzel“ ist irreführend, da die Wurzel einer Irisart verwendet wird. Sie wirkt speziell, wenn der Hustentyp „feucht und heiß“ vorliegt, also noch Schleim vorhanden ist. Das folgende Teerezept enthält Anis, der für den Bauch bei Würgen und Erbrechen im Rahmen der Keuchhustenanfälle wohltuend ist.

Teemischung beim Hustentyp „trocken und heiß“
10 g Eibischwurzel
10 g Veilchenwurzel
5 g Huflattichblätter
5 g Wollblumenblüten
5 g Anisfrüchte (zerstoßen)
in der Apotheke mischen lassen

Von dieser Mischung 1 Teelöffel mit 250 ml kochendem Wasser übergießen, 10 Minuten ziehen lassen, abseihen, mit Honig süßen. 2–3 Tassen täglich trinken.

Reflextherapien

Als Behandlungsstrategie gegen den subakuten Husten kommt der Quarkwickel zum Einsatz

Quarkwickel
Zimmerwarmen Quark etwa ½–1 cm dick auf ein dünnes Baumwolltuch (z. B. auseinandergefaltete Mullkompresse) auftragen und das Tuch zu einem Päckchen einschlagen. Vorne um den Hals legen und bei Bedarf mit einer Mullbinde oder einem Schal fixieren. Wenn der Quark anzieht, also zu trocknen beginnt (nach ca. 10–15 Minuten), abnehmen. Den Wickel täglich wiederholen.

Auch ein ansteigendes Armbad ist ein probates Mittel bei subakutem Husten

Ansteigendes Armbad
Eine weite Schüssel oder das Waschbecken mit ca. 33 °C warmem Wasser (Badethermometer) so weit befüllen, dass Hände und Unterarme bedeckt sind. Im Verlauf von ca. 10 Minuten immer wieder etwas heißes Wasser langsam nachgießen (ggf. jemanden um Hilfe bitten. **Vorsicht** Verbrennungsgefahr!), bis die Temperatur des Wassers 39–40 °C beträgt. Das Bad beenden, sobald es zu warm wird oder man zu stark schwitzt. 15 Minuten nachruhen, die Anwendung 1 x täglich durchführen.

Eine den gesamten Oberkörper durchwärmende Wirkung erzielt man mit einer Rotlichtbestrahlung am Rücken, mittig am Übergang von der Hals- zur Brustwirbelsäule (wo der sogenannte Witwenbuckel ist). Hier gibt es wichtige Akupunkturpunkte für Atemwegserkrankungen. Jeweils 5 Minuten bestrahlen, aufhören, wenn sich ein Schwindelgefühl einstellt.

Schüßler-Salze

Nicht nur bei einem Hustenanfall, sondern auch bei sich hinziehenden Infekten ist das Schüßler-Salz Nr. 3, Ferrum phosphoricum, angezeigt. Hier stehen die kräftigenden und durchblutungsfördernden Effekte im Mittelpunkt. Mediziner kennen die Infektanämie im Rahmen von schweren, chronischen Atemwegserkrankungen als eine Eisenverwertungsstörung: Nach Schüßlers Vorstellung ist dann ein Eisensalz wie Ferrum-Phosphat angezeigt.

Dosierung: Ferrum phosphoricum D6, 3 x tgl. 1 Tablette auf der Zunge zergehen lassen.

Silicea, das Schüßler-Salz Nr. 11, hat als bewährte Indikation „Husten, Räuspern verschlimmert“ und einen besonderen Bezug zum Kehlkopf. Es ist insofern bei begleitender Heiserkeit mit Stimmverlust wie bei Laryngitis und Tracheitis angezeigt.

Dosierung: Silicea D12, 2 x tgl. 1 Tablette im Mund zergehen lassen.

Silicea wird in der Homöopathie auch das chronische Pulsatilla genannt. Pulsatilla wiederum ist wohl das wichtigste Lymphmittel im Kindesalter. Man nimmt von Pulsatilla D6, 3 x tgl. 5 Globuli.

Strategien beim chronischen Husten

Die bislang vorgestellten Maßnahmen beziehen sich vorrangig auf den akuten Husten. Bei langwierigem, hartnäckigem Husten lohnt, wie schon im Kapitel zum subakuten Husten angedeutet, neben der Bestimmung des Hustentyps ein besonderer Blick auf den Ort des Hustenreizes, der dann in die Behandlung einbezogen werden muss.

Auslöser Nasennebenhöhlen

Leitsymptom für die Nebenhöhlen als Auslöser von chronischem und wiederkehrenden Husten ist ein beständiger Schluckzwang. Dieser kommt dadurch zustande, dass die Absonderungen speziell der hinteren Nebenhöhlen (Keilbein- und Siebbeinzellen) nachts durch die hinteren Nasenöffnungen in den Rachen tropfen und weggeschluckt werden müssen. Es entsteht das sogenannte sinubronchiale Syndrom, im Englischen treffenderweise als „upper airway cough syndrome“ bezeichnet.
Sind noch Allergien oder Nasenpolypen mit im Spiel, verstärkt sich dieser Effekt. Kennzeichnend ist eine Verstopfung der Nasenseite, auf der man liegt, und ein trockener, rauer Kitzelhusten (wie von Federstaub). Geschätzt 50 % der Patienten mit Asthma bronchiale leiden begleitend unter Nasenpolypen.

Hausmittel

Bei den Hausmitteln wird zur Behandlung der scharfe Meerrettich mit dem süßen und befeuchtenden Honig kombiniert.

Meerrettich-Honig

½ Teelöffel Meerrettich und ½ Teelöffel Honig verrühren. Sie können sowohl frischen Meerrettich raspeln (schärfer), als auch (Sahne-)Meerrettich aus dem Glas verwenden (eher bei empfindlichem Magen). 2–3 x tgl. einnehmen. Jeweils frisch zubereiten und kurmäßig über 7–10 Tage anwenden.

Ernährung

Bei einer Nasennebenhöhlenentzündung mit zähem Schleim können Sie Birnen- und Zitronensaft zu gleichen Teilen mischen und ein großes Glas pro Tag trinken.
Mittlerweile sind in wissenschaftlichen Untersuchungen funktionelle Beziehungen zwischen Nasennebenhöhlen und dem Darm, genauer gesagt dem Mikrobiom (den Darmbakterien) nachgewiesen worden. Eine Ernährungsumstellung und Symbioselenkung – in Absprache mit einem naturheilkundlichen Therapeuten – wird bei wiederkehrenden Nebenhöhlenbeschwerden helfen. Sauermilchprodukte, Prä- und Probiotika können bei akuten Beschwerden im Einzelfall sinnvoll sein. Bitte lassen Sie sich in der Apotheke beraten.

Pflanzenheilkunde

Das pflanzliche Fertigarzneimittel Sinupret® extract ist bei Nasennebenhöhlenentzündung wissenschaftlich gut untersucht. Das Mittel zeigte sich in klinischen Studien signifikant wirksamer als Placebo, die Beschwerden der Nebenhöhlenentzündung besserten sich deutlich. An den Inhaltsstoffen lassen sich die Therapieprinzipien bei Husten aufgrund von Nebenhöhlenbeschwerden gut zusammenfassen: Das Präparat enthält Schlüsselblume und Holunder (befeuchtend und kühlend, also entzündungsmindernd) sowie mit Eisenkraut, Enzian und Sauerampfer drei Arzneipflanzen, die auch auf den Magen-Darmkanal wirken.

Reflextherapie

Dem Eisenkraut wird auch eine positive Wirkung auf die Leber zugeschrieben. Diese korrespondiert mit der naturheilkundlichen Erfahrung, dass bei rechtsseitigen Kieferhöhlenbeschwerden feuchtwarme Leberwickel hilfreich sind. Dieser wird kurmäßig (über 7–10 Tage), jeweils nach dem Abendessen angewendet.

Feuchtwarmer Leberwickel
Eine möglichst TÜV-geprüfte Wärmflasche zur Hälfte mit warmem Wasser (aus der Leitung) füllen, Luft herausdrücken, auslaufsicher verschließen. Dann ein Geschirrtuch in warmem Wasser anfeuchten, kurz auswringen (es soll noch eine Restfeuchte haben) und auf den rechten Rippenbogen legen. Die Wärmflasche darauf platzieren und mit einem großen Frotteetuch (Badetuch) abdecken. Einwirkzeit 15–20 Minuten.

Die Anwendung von Wasser ist in der Naturheilkunde zur Vorbeugung (Abhärtung) und Behandlung von Krankheiten der Atemwege seit langem bewährt. Abhärten bedeutet, dass sich der Organismus durch kurmäßig angewandte (Kalt-)Reize den wechselnden äußeren klimatischen Bedingungen besser anpassen kann, dies stärkt die Abwehrkräfte. In Deutschland ist die Wassertherapie eng mit dem Namen Sebastian Kneipp verbunden.
Ein kalter Gesichtsguss leistet wertvolle Dienste bei Erkrankungen der Nasennebenhöhlen, er regt die Durchblutung der Schleimhäute an und wirkt dadurch abschwellend. Wegen seiner positiven Wirkung auf die Hautdurchblutung und

-straffung wird er auch als „Schönheitsguss" bezeichnet.
Der Gesichtsguss wird mit einem drucklosen Wasserstrahl durchgeführt. Wenn Sie kein spezielles Gussrohr haben, können Sie eine Kanne mit kaltem Wasser verwenden oder den Duschkopf Ihrer Badewanne oder Dusche abdrehen und den Duschschlauch verwenden. Der Strahl darf nicht hart sein, das Wasser sollte eher rinnen.

Kalter Gesichtsguss

Beugen Sie sich über die Badewanne, Dusche oder das Waschbecken und schließen Sie die Augen. Beginnen Sie an der rechten Stirnseite mit dem (wirklich ganz schwach eingestellten) Wasserstrahl zu gießen, von dort quer über die Stirn nach links, dann schräg nach rechts unten neben der Nase abwärts bis zum Unterkiefer, wieder aufwärts über die rechte Wange bis zur Stirn, von dort jetzt schräg nach links unten, am linken Nasenflügel vorbei abwärts bis zum Unterkiefer und über die linke Wange wieder hoch zur Stirn.
Halten Sie dann den Strahl für ein paar Sekunden auf die geschlossenen Augen. Zum Abschluss können Sie das Gesicht 2–3-mal umkreisen.
Sind Sie verwirrt durch die Beschreibung? Ein Blick auf die Zeichnung auf der nächsten Seite klärt den Ablauf!

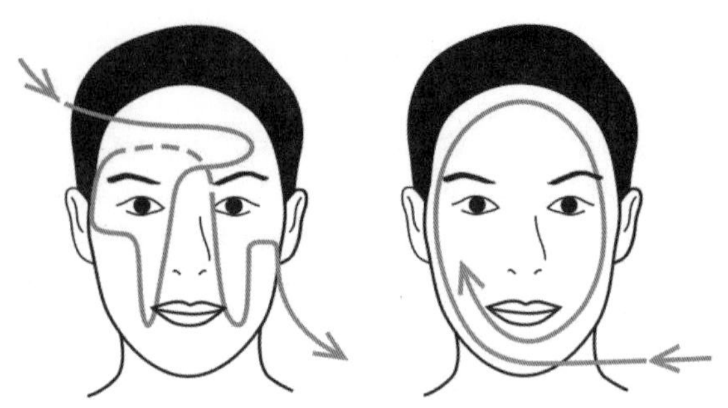

Während der Anwendung regelmäßig, möglichst durch die Nase, atmen. Nach dem Guss leicht abtrocknen.

Die Nasenspülung mit Salzwasser dient der mechanischen Reinigung der Nasengänge von Verkrustungen, Pollen, Staub und Schadstoffen, das Salzwasser regt zudem die Schleimhäute zur Flüssigkeitsproduktion an.

Nasenspülung
Für größere Kinder oder Erwachsene eine kleine Messerspitze Salz auf 1 Esslöffel Wasser (oder ⅓ Teelöffel Salz auf ¼ Liter Wasser) geben und die Lösung aus der hohlen Hand oder einem Becher durch die Nasenlöcher „hochziehen".
Wichtig ist dabei, die Zunge nach oben an den Gaumen anzulegen, weil damit verhindert wird, dass das Salzwasser hinten in den Rachen läuft.

Angenehm und praktisch in der Handhabung ist eine Nasendusche, die z. B. in Kombination mit Portionsbeuteln Emser Salz angeboten wird. Damit kann man jedes Nasenloch einzeln durchspülen.

Schüßler-Salze

Natrium phosphoricum, das Schüßler-Salz Nr. 9, hat in seinem homöopathischen Arzneimittelbild die Symptome

- Erwachen durch Absonderung aus den Choanen (hintere Öffnungen der Nasengänge zum Rachen hin)
- Dicker, geschmackloser Auswurf
- Erschütternder Husten, hält sich den Brustkorb

Diese Symptome entsprechen denen des sinubronchialen Syndroms. Außerdem wird das Schüßler-Salz Nr. 9 als Entsäuerungssalz geschätzt, speziell nach dem Genuss von zu viel Zucker bzw. Süßigkeiten.

Dosierung: Natrium phosphoricum D6, 3 x tgl. 2 Tabletten über 3 Wochen, ggf. alle Viertel Jahre wiederholen.

Das Schüßler-Salz Nr. 22, Calcium bicarbonicum, gehört zu den sogenannten Ergänzungsmitteln. In seinen Wirkbereich fallen Lymphstauungen, Übersäuerungen (Magen) und vor allem die Neigung zu Polypen. Ein Versuch bei Nasenpolypen ist daher sinnvoll.

Dosierung: Calcium bicarbonicum D6, 3 x tgl. 1 Tablette über 3 Wochen, ggf. alle Viertel Jahre wiederholen.

Auslöser Halsbeschwerden

Leitsymptom von Halsbeschwerden als Auslöser chronischen Hustens ist der Räusperzwang. Daneben finden sich oft am Hals perlschnurartige Verdickungen, gestaute Lymphknoten. Neben den im Kapitel „Strategien bei subakutem Husten“ beschriebenen Maßnahmen sind bei wiederkehrenden Halsbeschwerden folgende Selbsthilfe-Techniken sinnvoll.

Hausmittel

Ein Rezept, das wohl ursprünglich aus der ukrainischen Volksmedizin stammt, ist das Ölziehen mit Sonnenblumenöl. Eine positive Wirkung bei Parodontitis (Entzündung des Zahnhalteapparates) ist belegt. Etwaige Krankheiten der Mundhöhle belasten auch das Lymphsystem des Halses dauerhaft, so dass diese Maßnahme hier empfohlen wird.

Ölziehen
1 Teelöffel bis 1 Esslöffel Sonnenblumenöl (oder ein anderes reines Pflanzenöl) im Mund für ca. 5–10 Minuten durch die Zähne saugen, quasi kauen. Das Öl emulgiert mit der Zeit, es wird weißlich und dünnflüssig. Nach dem Ausspucken die Mundhöhle gründlich mit Wasser ausspülen. Die Spülung wird am besten morgens vor dem Frühstück vorgenommen, die kurmäßige Anwendung über 4–6 Wochen ist sinnvoll.

Ernährung

Eine bei Infektanfälligkeit häufig empfohlene Ernährungstechnik ist der vierwöchige Verzicht auf Eier, Milch und Milchprodukte (Käse, Quark, Joghurt). Butter bleibt erlaubt. Es handelt sich dabei um Erfahrungswissen.

Pflanzenheilkunde

Eine Reihe von Heilpflanzen enthält schwefelhaltige Verbindungen, die hemmend auf das Wachstum von Bakterien, Viren und Pilzen

wirken. Dazu zählen viele Pflanzen mit Scharfstoffen wie die Kressen und Meerrettich. Sie gelten aufgrund ihrer Eigenschaften als „pflanzliche Antibiotika“ und werden bei Atemwegs- und Harnwegsinfekten eingesetzt. Ein pflanzliches Arzneimittel mit der Wirkstoffkombination Meerrettich und Kapuzinerkresse ist Angocin Anti-Infekt N. Bitte in der Apotheke beraten lassen.
Weitere Heilpflanzen wie Schachtelhalm, Eibisch, Löwenzahn und Kamille steigern im Laborversuch die Aktivität der natürlichen Killerzellen, einem wichtigen Bestandteil der körpereigenen Virenabwehr. Sie sind neben der schon besprochenen Walnuss und Extrakten aus Löwenzahn und Eiche Bestandteile des Phytotherapeutikums Imupret N.
Löwenzahn und Eiche sind weiterhin leberwirksam. Es sei an dieser Stelle an die therapeutische Bedeutung des feuchtwarmen Leberwickels (S. 100) gerade bei Viruserkrankungen erinnert.

Reflextherapien

Eine besondere Rolle als Behandlungsregion bei Lymphstauungen spielt der „Lymphbelt“ nach Gleditsch, eine gürtelförmig verlaufende Linie von Reflexpunkten am oberen Brustkorb, vorne im Bereich der Schlüsselbeine, hinten am Übergang vom Hals zum Brustkorb.

Man kann die Punkte des Lymphbelts – wenn sie behandlungsbedürftig sind, sind sie berührungsempfindlich – durch rhythmisches Beklopfen (ca. 5 Sekunden je Punkt) stimulieren. Man kann auch Walnussöl auftupfen oder mit Ringelblumensalbe bzw. einer calendulahaltigen homöopathischen Lymphsalbe einreiben. Beratung in der Apotheke ist sinnvoll.

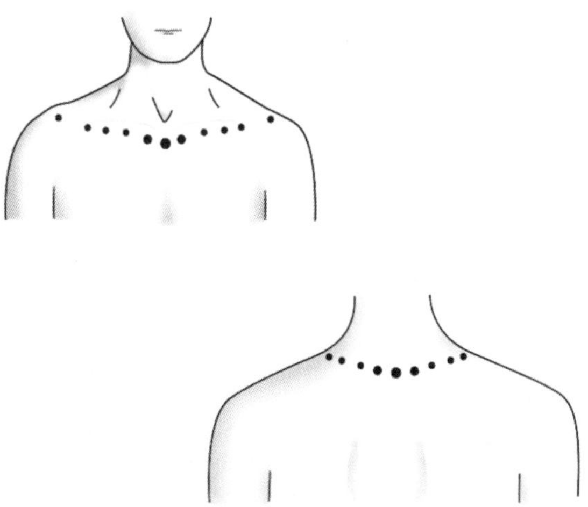

Lymphbelt nach Gleditsch

Man behandelt am besten abends vor dem Schlafengehen. Eine kurmäßige Therapie über drei Wochen, bevorzugt im Frühjahr und Herbst, ist sinnvoll und bei Infektanfälligkeit bewährt.

Schüßler-Salze

Bei Infektanfälligkeit ist Arsenum jodatum, das Schüßler-Salz Nr. 24, angezeigt. Es gehört zu den sogenannten Ergänzungsmitteln und hat als Leitsymptome Lymphstauungen und scharfe Absonderungen. Der Hustenreiz, häufig ein Kitzelgefühl, kommt tief aus dem Hals und vom Kehlkopf her, der Auswurf muss mit Räuspern hochgebracht werden.

Dosierung: Arsenum jodatum D12, 2 x tgl. 1 Tablette im Mund zergehen lassen. 3 Wochen lang einnehmen, ggf. nach einem Viertel Jahr wiederholen.

Auslöser chronische Lungenleiden

Hausmittel

Versuchen Sie es zur Linderung des Hustens mit Fenchelhonig, den man leicht selbst herstellen kann.

Fenchelhonig
250 g flüssigen Honig und 25 g angestoßene Fenchelfrüchte (Apotheke) verrühren und 1 Woche stehenlassen.
Wenn Sie einen festen Honig haben, können Sie ihn vorsichtig im Wasserbad erwärmen, aber möglichst nicht höher als 35–40 °C. Nach einer Woche wird der Honig durch ein feines Sieb in ein sauberes Schraubglas gegossen (ggf. vorher erneut etwas erwärmen, wenn er wieder fest geworden ist), so dass die Fenchelfrüchte ausgesiebt werden. Insbesondere während des Winters 1 Teelöffel am Tag zu sich nehmen.

Ernährung

Bitterstoffhaltige Nahrungsmittel wie Chicorée oder Löwenzahn werden traditionell bei Verkrampfungen der Atemwege (Asthma, spastische Bronchitis) empfohlen, das Kauen einer Kalmuswurzel (Beratung in der Apotheke) soll darüber hinaus bei der Rauchentwöhnung helfen.
Auch die Süßholzwurzel, Grundstoff von Lakritze, wird traditionell so angewandt. Sie enthält ebenfalls entkrampfende Stoffe. Es gilt dabei aber zu beachten, dass auch cortisonähnliche Verbindungen in nennenswerter Menge im Süßholz bzw. in der Lakritze nachzuweisen sind.

Der Genuss einer Lakritzstange pro Tag wird noch keine Probleme schaffen, aber bei dauerhaft stärkerem Konsum sind Gesundheitsschäden möglich!
Quitte und Berberitze (z. B. als Brotaufstriche) können im Einzelfall bei allergischer Disposition stabilisieren.
Ein guter Gebrauchstee in diesem Zusammenhang ist Hibiskustee, ggf. gemischt mit Hagebutte.

Achtung! Bei Asthma sollte man auf Knoblauch verzichten, da er Anfälle auslösen kann.

Pflanzenheilkunde

Bei den chronischen Lungenleiden ändert sich das Hustenbild häufig. Dem tragen Teerezepte von Arzneistoffen mit schleimlösender und hustenberuhigender Wirkung Rechnung. Eine derartige Heilpflanze mit langer Tradition ist der Andorn (*Marrubium vulgare*). Er enthält ätherische Öle, Gerb- sowie Bitterstoffe und ist botanisch verwandt mit Pfefferminze und Zitronenmelisse. Die im Handel verfügbaren Andornmischkräuter (enthalten neben Andorn noch Fenchel, Dill und Wollblumen (Königskerze),

die Rezeptur stammt aus der Hildegard-Medizin. Als Teekur 3 x tgl. 1 Tasse über 4–6 Wochen, dann 6 Wochen Pause.
Der echte Ehrenpreis (*Veronica officinalis*) enthält ebenfalls Bitter- und Gerbstoffe sowie Saponine. Bei Asthma bronchiale oder Lungenemphysem ist eine Teekur (3 x tgl. 1 Tasse über 4–6 Wochen, dann 6 Wochen Pause) lohnenswert.
Efeu, Eukalyptus und Thymian sind die bewährten Heilpflanzen bei COPD.
Bitte lassen Sie sich zur Anwendung dieser Heilpflanzen in der Apotheke beraten.

Reflextherapien

Brustwickel mit ätherischen Ölen von Lavendel oder Eukalyptus wirken lindernd bei trockenem Reizhusten und eignen sich gut als abendliche oder nächtliche Anwendung. Ihre Apotheke berät sie zur Anwendung und zu Präparaten. Fertige Eukalyptus-Brustwickel auf Bienenwachs-Grundlage (z. B. Husten-Brust-Wickel Eucalyptus von der Firma Wachswerk) können bei einer Lungenentzündung helfen.
Zur Verbesserung der Lungenfunktion eignen sich folgende Atemübungen.

Atemübung 1
Beim Einatmen (möglichst durch die Nase) die Arme heben, beim Ausatmen die Arme sinken lassen und während des Ausatmens jeweils einen Vokal (A, E, I, O, U) singen, 1–3 Durchgänge, wenn möglich am offenen Fenster oder in der freien Natur („Waldbaden").

Atemübung 2
Während des Atmens rhythmisch leicht mit den zu Fäusten geballten Händen auf den Brustkorb klopfen, dabei laut zählen 21 – 22 – 23 – 24 – 25 – 26 – 27 – 28 – 29 – 30. Der Klopfrhythmus ergibt sich daraus, bei jeder Zahl einmal zu klopfen. 1–3 Durchgänge.

Schüßler-Salze

Natrium sulfuricum, das Schüßler-Salz Nr. 10, hat als Leitsymptom die Verschlimmerung durch jegliche Feuchtigkeit/ Nässe. Ein Therapieversuch ist besonders bei familiärer Neigung zu Lungenleiden sinnvoll.

Dosierung: Natrium sulfuricum D12, 2 x tgl. 1 Tablette auf der Zunge zergehen lassen. 3 Wochen einnehmen, dann eine Woche Pause einlegen. Insgesamt 3 Durchgänge.

Silicea, das Schüßler-Salz Nr. 11, hat einen besonderen Bezug zum Stütz- und Bindegewebe. Hieraus ergeben sich als mögliche Anwendungsgebiete Lungenfibrose, Emphysem und Bronchiektasen. Darüber hinaus wird es auch bei chronischen Entzündungen mit Verschlimmerung im Winter und durch Schneeluft wie bei chronischer Bronchitis empfohlen.

Dosierung: Silicea D12, 2 x tgl. 1 Tablette im Mund zergehen lassen. 3 Wochen einnehmen, dann eine Woche Pause einlegen. Insgesamt 3 Durchgänge.

Das Schüßler-Salz Nr. 20, Kalium aluminium sulfuricum (Kalium-Aluminiumsulfat, Alaun), entspricht von seiner Wirkrichtung her dem homöopathischen Arzneimittel Carbo vegetabilis mit den Leitsymptomen „mangelnde Sauerstoffversorgung der Gewebe" und „ausgesprochenes Verlangen nach frischer Luft". Unterstützung bei COPD und Emphysem sind mögliche Anwendungsbereiche.

Dosierung: Kalium aluminium sulfuricum D12, 2 x tgl. 1 Tablette im Mund zergehen lassen. 3 Wochen einnehmen, dann eine Woche Pause einlegen. Insgesamt 3 Durchgänge.

Auslöser gastroösophagealer Reflux

Husten, der ohne einen Atemwegsinfekt hartnäckig besteht, kann Symptom eines gastroösophagealen Refluxes sein. Dabei steigt Mageninhalt mit der sehr aggressiven Magensäure in die Speiseröhre auf und reizt die davor gelegene Luftröhre und die Schleimhäute im Rachen. Dies passiert gerne beim Bücken und in der Nacht (unbemerkt). Hinweisend ist dann ein morgentlicher rauer Rachen, auch Heiserkeit wird nicht selten beobachtet.
Die übliche Behandlung, die hier nur angerissen werden kann, zielt auf eine (medikamentöse) Reduktion der Magensäure und Vermeidung auslösender Positionen (z. B. durch Erhöhung des Kopfteils beim Schlafen) ab. Liegt zusätzlich ein ausgeprägter Zwerchfellbruch vor, muss auch die Notwendigkeit einer Operation geprüft werden.

Hausmittel

Geht es vor allem um den nächtlichen Reflux, können abends vor dem Schlafengehen Heilerde in Pulverform oder ein Basenpulver nützlich sein. Fachkundige Beratung ist hier notwendig, da diese Präparate unter Umständen die

Wirksamkeit anderer zeitnah eingenommener Medikamente beeinflussen.

Ernährung

Die Ernährung sollte vor allem abends möglichst reizarm sein und „Säurelocker“ wie scharfe Gewürze, Gebratenes oder Geräuchertes, Naschwerk (süß und pikant) und Alkohol meiden. Stattdessen sind Gemüsebrühe oder Hafersuppe (Porridge) hilfreich. Eine naturheilkundliche Ernährungsberatung ist sinnvoll.

Pflanzenheilkunde

Der Leinsamentee als Kaltauszug (Variante 1 auf S. 71) eignet sich gut bei Sodbrennen aufgrund übermäßiger Säureproduktion, abends 1 Tasse vor dem Schlafengehen trinken.
Bei vielen älteren Menschen ist die grundsätzliche Produktion von Verdauungssäften eher gering (mit dem gleichen Symptom Sodbrennen wie bei zu viel Säure), und der Körper produziert erst nach dem Essen (nicht wie normalerweise vorher, wenn uns schon beim Sehen einer leckeren Speise „das Wasser im Mund zusammenläuft“) vermehrt Magensäure, die dann durch den Speisebrei nicht mehr komplett

neutralisiert werden kann. Man nennt dies fachsprachlich Rebound-Phänomen. Diese Situation kann sich durch die langzeitige Einnahme von Säureblockern verstärken. Das erklärt, warum ein Hustensaft mit Fenchel, Majoran und Kamille, der herb schmeckt (und damit eher die Säureproduktion anregt), bei Reflux-Husten wirksam ist. Dazu sollte er allerdings nicht abends vor dem Schlafengehen, sondern ca. 20 Minuten vor den Mahlzeiten genommen werden.

Auch die Kamille ist bewährt. Sie kann im Fenchelhustensaft oder allein als Magentee eingenommen werden.

Hustensaft mit Fenchel, Kamille und Majoran

1 EL Fenchelsamen
1 EL Majorankraut
1 EL Kamillenblüten
1 Zitrone (Bio)
1 EL Honig

Fenchelsamen (im Mörser angestoßen) und Majorankraut in 250 ml Wasser aufkochen, Kamillenblüten dazugeben und 5 Minuten zugedeckt ziehen lassen, abseihen. Auf lauwarme Temperatur abkühlen lassen.

Den Saft der Zitrone und Honig zufügen. Von diesem angenehm herben Saft 2–3 x täglich ca. 20 Minuten vor den Mahlzeiten einen Eierbecher voll – möglichst leicht erwärmt – trinken.

Reflextherapien

Die traditionellen Medizinsysteme sehen funktionelle Beziehungen zwischen Magen und Nieren. Daher sind beim Reflux-Husten warme Fußbäder (abends), Wärmepackungen im LWS-Bereich oder Fußsohlenreflextherapie an den entsprechenden Zonen im Hohlfuß, ggf. auch mit einem Igelball, sinnvoll.

Schüßler-Salze

Kalium bromatum, das Schüßler-Salz Nr. 14, gehört zu den Ergänzungsmitteln. Es wird bei Schleimhautreizungen, Schlafstörungen und Schilddrüsenerkrankungen eingesetzt. Häufiges Aufstoßen und Beklemmungsgefühl im Magen nach dem Essen weisen als Symptome auf Kalium bromatum ebenso hin wie erschöpfender Husten nachts.

Dosierung: Kalium bromatum D12, 2 x tgl. 1 Tablette auf der Zunge zergehen lassen.

3 Wochen einnehmen, dann 1 Woche Pause einlegen. Insgesamt 3 Durchgänge.

Auslöser Herzerkrankungen

Nächtlicher Husten, vor allem bei Linksseitenlage und Husten bei Anstrengung (Treppensteigen) können neben gehäuftem nächtlichem Harndrang frühe Hinweise auf eine Einschränkung der Herzleistungsfähigkeit (auch bei jüngeren Menschen, z. B. im Rahmen von Viruserkrankungen) sein.
Die traditionelle Heilpflanze zur Stärkung der Herzleistung ist der Weißdorn (Crataegus). Es gibt so viele Zubereitungsformen, dass fachkundige Beratung vor der Anwendung sinnvoll ist. Wenn begleitend noch eine chronische Bronchitis besteht, ist das folgende Teerezept hilfreich.

Hustentee für ältere Menschen mit Herzbeschwerden (modifiziert nach Sonn/Bühring)
10 g Schlüsselblumenwurzel
20 g Weißdornblüten und -kraut
10 g Anissamen, angestoßen
10 g Fenchelfrüchte, angestoßen
10 g Spitzwegerichkraut

Den Tee in der Apotheke mischen lassen. 1 flachen Teelöffel der Mischung mit 150 ml kochendem Wasser überbrühen, bedeckt 5–10 Minuten ziehen lassen, abseihen. 3 x tgl. 1 Tasse trinken.

Schüßler-Salze

Kalium bromatum, das Schüßler-Salz Nr. 14, gehört zu den Ergänzungsmitteln und wurde schon beim Reflux-Husten (S. 117) besprochen. Schwindel mit Herzklopfen und Herzrhythmusstörungen, häufig im Zusammenhang mit Schilddrüsenfunktionsstörungen, sowie ein inneres Kältegefühl bei Herzbeschwerden fallen in die homöopathische Mittelbeschreibung.

Dosierung: Kalium bromatum D12, 2 x tgl. 1 Tablette auf der Zunge zergehen lassen. 3 Wochen einnehmen, dann 1 Woche Pause einlegen. Insgesamt 3 Durchgänge.

Auslöser Arzneimittel

Husten, zumeist trockener Reizhusten, ist als Nebenwirkung bei zahlreichen Medikamenten beschrieben. Er wird aber häufig nicht als solcher erkannt, da er nicht zwingend bei den erstmaligen Medikamentenanwendungen auftritt

und auch nicht unbedingt sofort nach der Einnahme.
Bemerkenswert ist in diesem Zusammenhang, dass auch Hilfsstoffe von Asthmamitteln zur Inhalation Husten auslösen können! Die Botschaft lautet also:

Man sollte an die Arzneimittel als Auslöser denken, wenn es keine plausible Hustenursache gibt! Bitte nicht eigenmächtig die Medikamente absetzen!

Herz-Kreislauf-Medikamente wie Amiodaron (gegen Herzrhythmusstörungen), Beta-Blocker (gegen Bluthochdruck) und vor allem die Gruppe der ACE-Hemmer (gegen Bluthochdruck) sind häufig hustenauslösend (nach Sammelstatistiken tritt bei 10 % der Frauen und 5 % der Männer unter ACE-Hemmer-Einnahme Husten auf).
In wissenschaftlichen Studien wurde erarbeitet, dass Eisen diesen Husten lindert (wenn man nicht auf andere Arzneistoffe ausweichen kann). Im Rahmen der Selbsthilfe ist hier an Kräuterblut-Präparate (die Apotheke berät sie hierzu) und das Schüßler-Salz Nr. 3, Ferrum phosphoricum D6 (3 x tgl. 1 Tablette) zu denken.

Bei Husten durch Hilfsstoffe von Inhalationspräparaten ist, wenn das Medikament unverzichtbar ist, ein Therapieversuch mit dem Schüßler-Salz Nr. 11, Silicea D12 (2 x tgl. 1 Tablette) denkbar.

Literatur

Elies M: Stark, gelassen, stabil. Naturheilkunde für das Immunsystem. Essen: KVC 2020

Elies M, Kerckhoff A: Grippe und Infekte. Vorbeugung und Selbsthilfe. Essen: KVC 2020

Jund R, Mondigler M, Steindl H et al.: Clinical efficacy of a dry extract of five herbal drugs in acute viral rhinosinusitis. Rhinology. 2012; 50: 417–426

Kerckhoff A, Elies M: Naturheilkundliche Selbsthilfe im Alter. Patientenratgeber Natur und Medizin (nur für Mitglieder). Essen 2021

Kerckhoff A, Elies M: Nasennebenhöhlenentzündung. Essen: KVC 2015

Kerckhoff A, Knaub I: Wickel, Auflagen, Kompressen. Essen: KVC 2016

Kerckhoff A, Michalsen A: Raucherentwöhnung. Essen: KVC 2014

Kostev K, Kap EJ: Zusammenhang zwischen Verordnungen von pflanzlichen Erkältungspräparaten und Antibiotika. Zeitschrift für Phytotherapie. 2019; 40 (S 01): S28

Mischke J: Röchelverzeichnis – Dauerthema Husten im Klassik-Konzert. www.abendblatt.de/kultur-live/article113501511/Roechelverzeichnis-Dauerthema-Husten-im-Klassik-Konzert.html

Paul A, Kerckhoff A: Bewusst atmen – besser leben. Übungen für mehr Energie und Gelassenheit. Essen: KVC 2020

Uehleke B: Akute Rhinosinusitis: Neues Präparat signifikant wirksamer als Placebo. Zeitschrift für Phytotherapie. 2013; 34: 21

Weber F: Ohne Druck durchs ganze Jahr. Bonn: Fun 2011

Anhang

Die Lebensmittel in den folgenden Tabellen sind nach ihren Wirkungen im Körper entsprechend den Hustenkoordinaten geordnet.

Fleisch		
Wirkung	**befeuchtend**	**trocknend**
wär-mend	Gans, Hase, Kaninchen, Schwein	Huhn, Hammel, Lamm, Rind, Ziege
kühlend	Schweineschmalz	Ente
Fisch		
wär-mend	Dorsch, Forelle, Garnelen, Kabeljau, Krabben, Lachs, Langusten, Sardellen, Scholle	Sardinen
kühlend	(Salz-)Hering	Seelachs, Rotbarsch, Tintenfisch
Milchprodukte, Eier		
wär-mend	Schaf-, Ziegenmilch Hartkäse, Parmesan Schaf-, Ziegenkäse	Eier
kühlend	Kuhmilch, Butter, Buttermilch, Dickmilch, Joghurt, Kefir, Quark, Camembert, Frischkäse	

Nüsse, Getreide		
Wirkung	**befeuchtend**	**trocknend**
wär-mend	Kokos, Mandeln, Pinienkerne	Cashews, Esskastanien, Pistazien, Walnüsse
kühlend	Weizen	Buchweizen, Gerste, Reis, Hirse
Gemüse		
wär-mend	Kürbis, rote Bete, Sauerkraut, vergorene Gemüse, Zwiebel	Zwiebel, Fenchel, Lauch, Kohlrabi, Chinakohl, Karotten, Linsen
kühlend	Gurke, Kopfsalat, Löwenzahn, Spargel, Tomate, Zitrone, Zucchini	Aubergine, Endiviensalat, Pilze (Champignons), Rettich, Sellerie, Spinat
Obst		
wär-mend	Aprikose, Pfirsich, Sanddorn	Dattel, Himbeere, Pflaume, Rosine
kühlend	Apfel, Banane, Birne, Holunder, Kiwi, Mandarine, Melone	Ananas, Erdbeere, Grapefruit, Orange, Sauerkirsche, Weintraube

Gewürze		
Wirkung	**befeuchtend**	**trocknend**
wärmend	Dill, Kresse, Soja, Zimt	Ingwer, Knoblauch, Muskat, Pfeffer, Salbei, Senf
kühlend	Pfefferminze, Salz, Zucker	Essig, Estragon, Majoran
Sonstige (Getränke, Süßungsmittel)		
wärmend	Leinsamen-Tee, Rotwein	Ingwer-Tee, Kaffee, Kakao
kühlend	Malventee, Ahornsirup, Zucker, Bier, Weißwein	Grüner Tee, Hibiskus-Tee, Honig

Der Autor

Dr. Michael Elies ist Facharzt für Allgemeinmedizin, Naturheilverfahren, Akupunktur und Homöopathie mit Therapieschwerpunkt komplementäre Schmerztherapie. Er war 30 Jahre Lehrbeauftragter für Geschichte und Entwicklung der Homöopathie an der Heinrich-Heine-Universität Düsseldorf und ist seit 1991 Mitglied der Arzneimittelkommission D beim BfArM (früher BGA) Bonn. Dr. Elies war langjähriger Dozent der Deutschen Ärztegesellschaft für Akupunktur (DÄGfA), von der er 1989 den Dr. Bachmann-Preis erhielt. Er ist Autor zahlreicher Fachbücher und Ratgeber, seit vielen Jahren beratender Arzt von Natur und Medizin und Mitglied des Vorstandes.

Die Buchreihe *Was tun bei ...* im KVC Verlag

Alkoholabhängigkeit – Homöopathie und Komplementärmedizin

Bluthochdruck – Mind-Body-Medizin und Naturheilkunde

Colitis ulcerosa und Morbus Crohn – Naturheilkunde und Integrative Medizin

Demenz – Vorbeugung und Selbsthilfe

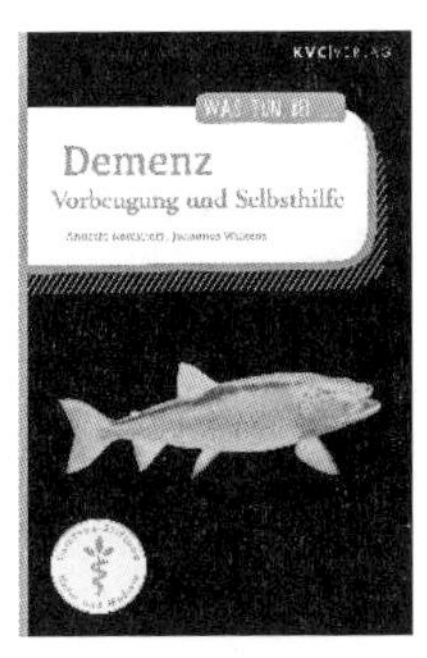

Depression – Homöopathie und Komplementärmedizin

Diagnose Krebs – Homöopathie und Schüßler Salze

Endometriose – Homöopathie und Naturheilkunde

Grauer Star und Altersweitsichtigkeit

Grippe und Infekte – Vorbeugung und Selbsthilfe

Heilfasten

Heuschnupfen – Homöopathie und Naturheilkunde

Kopfschmerzen von Kindern

Mittelohrentzündung – Homöopathie und Naturheilkunde

Nackenschmerzen – Naturheilkunde und Selbsthilfe

Nagelpilz – Selbsthilfe und Naturheilkunde

Nasennebenhöhlenentzündung – Naturheilkunde und Homöopathie

Osteoporose – Vorbeugung und Selbsthilfe

Parkinson – Selbsthilfe und Komplementärmedizin

Prüfungsangst – Selbsthilfe und Naturheilkunde

Raucherentwöhnung

Rheuma – Naturheilkundliche Therapie

Schlafstörungen – Selbsthilfe und Schlaftypen

Schlaganfall – Vorbeugung und Nachbehandlung

Schmerzen – Akupressur, Homöopathie und Naturheilkunde

Trockene Augen – Naturheilkundliche Selbsthilfe

Krebs und therapiebedingte Nebenwirkungen – Selbsthilfestrategien und wertvolle Tipps

Wechseljahresbeschwerden

Wundheilung nach Operationen

NATUR UND MEDIZIN e. V. – Eine starke Gemeinschaft

Ob Pflanzenheilkunde, Homöopathie oder Blutegeltherapie – die Komplementärmedizin ist sehr vielseitig.

NATUR UND MEDIZIN und seine Mitglieder unterstützen die Carstens-Stiftung in ihrem Auftrag, die Naturheilkunde und Homöopathie wissenschaftlich zu erforschen. Das Ziel ist eine integrative Medizin, in der moderne Erkenntnisse und traditionelles Wissen, Hochschulmedizin und Naturheilkunde keine Gegensätze, sondern gleichberechtige Akteure sind.

Der Auftrag von NATUR UND MEDIZIN ist es, die Bevölkerung fundiert über Nutzen und Anwendung von Naturheilkunde und Homöopathie zu informieren, so dass immer mehr Menschen davon profitieren können. Ein exklusives Ratgeberangebot nur für Mitglieder und Bücher aus dem eigenen Verlag liefern ausführliche Informationen.

Helfen Sie mit, Naturheilkunde und Homöopathie zu fördern und zu erhalten!
Mit Ihren Mitgliedsbeiträgen, Buchkäufen und Spenden finanziert NATUR UND MEDIZIN wichtige Forschungsprojekte, bezieht Stellung und berät Patienten unabhängig.
Werden Sie Mitglied, spenden Sie für die Komplementärmedizin, empfehlen Sie uns weiter!

www.naturundmedizin.de | www.kvc-verlag.de | www.carstens-stiftung.de